essentials

essentials liefern aktuelles Wissen in konzentrierter Form. Die Essenz dessen, worauf es als „State-of-the-Art" in der gegenwärtigen Fachdiskussion oder in der Praxis ankommt. *essentials* informieren schnell, unkompliziert und verständlich

- als Einführung in ein aktuelles Thema aus Ihrem Fachgebiet
- als Einstieg in ein für Sie noch unbekanntes Themenfeld
- als Einblick, um zum Thema mitreden zu können

Die Bücher in elektronischer und gedruckter Form bringen das Expertenwissen von Springer-Fachautoren kompakt zur Darstellung. Sie sind besonders für die Nutzung als eBook auf Tablet-PCs, eBook-Readern und Smartphones geeignet. *essentials:* Wissensbausteine aus den Wirtschafts-, Sozial- und Geisteswissenschaften, aus Technik und Naturwissenschaften sowie aus Medizin, Psychologie und Gesundheitsberufen. Von renommierten Autoren aller Springer-Verlagsmarken.

Weitere Bände in der Reihe http://www.springer.com/series/13088

Barbara Leu

Angst, Verlust, Trauer und die Frage nach dem Sinn

Existenzielle Themen in Psychoonkologie und Psychotherapie – Eine Einführung

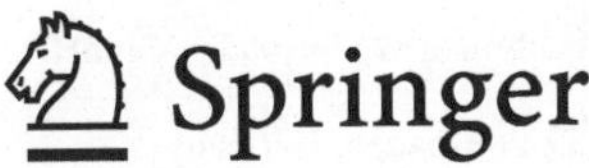 Springer

Barbara Leu
Zürich, Schweiz

ISSN 2197-6708   ISSN 2197-6716   (electronic)
essentials
ISBN 978-3-658-23858-2   ISBN 978-3-658-23859-9   (eBook)
https://doi.org/10.1007/978-3-658-23859-9

Die Deutsche Nationalbibliothek verzeichnet diese Publikation in der Deutschen Nationalbibliografie; detaillierte bibliografische Daten sind im Internet über http://dnb.d-nb.de abrufbar.

Springer ist ein Imprint der eingetragenen Gesellschaft Springer Fachmedien Wiesbaden GmbH und ist ein Teil von Springer Nature
Die Anschrift der Gesellschaft ist: Abraham-Lincoln-Str. 46, 65189 Wiesbaden, Germany

Was Sie in diesem *essential* finden können

- Eine Haltung, die Verlust, Trauer und Tod aus ihrer „Verbannung" bringen möchte, in die sie durch unsere schnelllebige, auf Machbarkeit getrimmte Multioptionsgesellschaft gebracht worden sind.
- Eine Auswahl an theoretischen Modellen zu den Themen Angst, Verlust und Trauer sowie Sinn.
- Eine existenziell ausgerichtete therapeutische Grundhaltung, die existenziellen Themen offen gegenübersteht und praktische Möglichkeiten aufzeigt, mit onkologisch erkrankten Menschen und ihren Anghörigen würdevoll umzugehen.
- Eine therapeutische Haltung, die Tatsachen benennt und nicht ausweicht, die aber auch die eigene Hilflosigkeit aushalten kann.

Vorwort

Leben ohne Ängste, Verlusterfahrungen und Trauer gibt es nicht, so wie es Leben ohne Sterben und Tod nicht gibt.

In der psychoonkologischen Arbeit, in der sich diese Themen virulent stellen, gibt es weder die eine richtige Methode noch klare Vorgaben und Wahrheiten. Es gibt kein Richtig oder Falsch. Es gibt nur Annäherungen. Doch immer geht es um die Würde der erkrankten Menschen und ihrer Angehörigen.

In diesem Sinne werden in dieser Publikation mögliche Perspektiven aufgezeigt, wie Therapie mit onkologisch erkrankten Menschen sein kann.

Diese Publikation ist meinen verstorbenen Eltern gewidmet:

In Erinnerung an Adeline (1933–2017) und Walter (1926–2009) Leu-Behler, die mich mit den vielfältigen berührenden und oft auch leidvollen Realitäten des Lebens in Verbindung gebracht und mir den Respekt vor der Würde jedes einzelnen Menschen vorgelebt haben. Ich bin ihnen in tiefstem Dank verbunden.

Ebenfalls danken möchte ich meinen lieben Wegbegleiterinnen und Wegbegleitern: Sie haben mich gefördert, mich in schönen, aber auch in schwierigen Zeiten gestützt und getragen.

Danken möchte ich auch ‚meinen‘ Patientinnen und Patienten, die sich geöffnet haben und mich an ihrem Leben, an ihrem Leiden, ihrer Trauer und ihrem Schmerz haben teilhaben lassen. Daraus durfte und darf ich viel lernen – für meine weitere Arbeit als Psychoonkologin, aber auch für mein persönliches Leben.

Heiko Sawczuk, Angelika Schulz und Indira Thangavelu vom Springer Verlag danke ich für die wohlwollende Aufnahme meiner Idee, die aufmerksame und effiziente Begleitung während der Fertigstellung des Manuskripts sowie der Produktion der Publikation.

Zürich
Dezember 2018

Barbara Leu

Inhaltsverzeichnis

Einleitung

1

Was ist, wenn das bisher als sicher Gemeinte und Kontrollierbare plötzlich verlustig gehen, wenn das sich sonst so sichere Fundament wie ein tiefer Schlund öffnet, ja, das Leben aus den Fugen zu geraten scheint? Diese Situation treffe ich als Psychoonkologin vielfach an – dann nämlich, wenn die „Schockdiagnose" Krebs im Raume steht. Dann, wenn die erkrankten Menschen aufgefordert sind, ihr Leben aus einer anderen Perspektive zu betrachten und womöglich anders weiterzuleben. Von einer Sekunde auf die andere ist nichts mehr so, wie es war. Die erkrankten Menschen sehen sich mit großen Ängsten und Unsicherheiten konfrontiert. Unmittelbar und plötzlich – wie aus dem Nichts – stehen die Fragen nach dem Sinn des Ganzen, aber auch die Themen Sterben und Tod im Zentrum.

Es gibt meiner Meinung nach keine psychologische respektive philosophische Richtung, die sich mit diesen Themen so tiefgründig befasst, wie es die Existenzphilosophie, das existenzielle Denken und Handeln überhaupt, und auch die existenzielle Psychotherapie tun. Existenzielles Denken und Handeln fokussieren auf das konkrete Leben des Menschen, auf seine Lebensaufgaben; sie befassen sich zudem mit der Kontingenz des Menschen, seinen Einschränkungen, seiner Begrenztheit, schlicht: seiner Endlichkeit.

Existenzielles Denken spricht mich seit meinem sechzehnten Lebensjahr an und hat mich seit bald 40 Jahren nicht mehr losgelassen. Diese Faszination hat sich vertieft – durch Lektüre, durch mein bisher gelebtes Leben, aber auch durch meine Arbeit als Psychoonkologin und Psychotherapeutin in einem Schweizer Krankenhaus.

Angst ist eines dieser existenziellen Themen: Jeder Mensch kennt sie – wenn auch in unterschiedlichem Ausmaße. So findet sich zu diesem Thema denn auch unzählige psychologische (Ratgeber-)Literatur.

© Springer Fachmedien Wiesbaden GmbH, ein Teil von Springer Nature 2019
B. Leu, *Angst, Verlust, Trauer und die Frage nach dem Sinn*, essentials,
https://doi.org/10.1007/978-3-658-23859-9_1

Auf das Phänomen der Angst stoßen wir bereits bei Søren Kierkegaard. Ihm gelang es, „Angst" im Kopenhagen von 1844 zum zentralen Thema zu machen. Kierkegaard legte dar, dass Tiere und Engel ohne Angst leben könnten, nicht aber das in einem Verhältnis zu sich selber stehende Geistwesen, der Mensch.

In neuer Zeit widmen sich diesem Phänomen ausführlich und explizit Irvin D. Yalom und Alfried Längle. Das Thema wird vor diesem Hintergrund dargestellt.

Verlust und **Trauer** werden in diesem *essential* anhand von verschiedenen Modellen und Konzepten dargestellt und darauf befragt, inwiefern sie sich in den psychoonkologischen Kontext integrieren lassen, vor allem angesichts eines großen Bestrebens in unserer Gesellschaft, Trauer aus dem Leben zu verbannen.

Schon in der griechischen Antike philosophierten die Gelehrten über das, was die Welt ordnet, über das, was sie begründet und zusammenhält – es ging letztlich um die Frage nach dem **Sinn:** Das Ringen um diese Frage definierte in der Folge jede Religion und philosophische Richtung auf ihre je eigene Art.

Im 20. Jahrhundert kann Viktor Frankl als derjenige Denker, Arzt und Psychiater genannt werden, der sich – wohl aufgrund seiner Erfahrungen in mehreren Konzentrationslagern – am eingehendsten mit der Sinnthematik beschäftigt hat. Frankl gilt mit seiner auf Sinn orientierten Logotherapie als österreichischer Vertreter des existenziellen Denkens.

Heute würde ich den in Wien tätigen Alfried Längle und die in den Niederlanden geborene und in London aktiv phänomenologisch-existenzialistisch arbeitende Emmy van Deurzen als die bedeutendsten Vertretenden eines existenziellen Denkens und einer existenziell orientierten und gelehrten Psychotherapie sehen. Dazu möchte ich auch den Frankfurter und Mannheimer Hochschuldozenten und Psychotherapeuten Alexander Noyon zählen, der sich in seinen Publikationen mit den verschiedenen existenziellen Konzepten auseinandersetzt.

Die Daseinsanalyse, die in diesem Kontext ebenfalls genannt werden sollte, beruft sich auf Martin Heidegger. Ich verstehe sie persönlich – je nach praktizierter Richtung – eher als analytische Methode und weniger als den Menschen echt berührenden konkreten existenziellen Fragen verpflichtet.

Angst

2

In unserer Multioptionsgesellschaft, wo alles möglich erscheint, sich die Wahl-möglichkeiten schier unbegrenzt manifestieren, ist interessanterweise – oder gerade angesichts dieser unbeschränkten Optionen? – das Phänomen „Angst" ein allgegenwärtiges Thema. Nicht verwunderlich, nehmen sich Psychologie und Psychiatrie diesem Thema an. Gemäß dem deutschen Statistik-Portal leiden insgesamt 25 % aller Menschen mindestens einmal im Leben an einer Angststörung (Statista 2018).

Wissenschaftliche Publikationen, aber auch Ratgeberliteratur unterschiedlichster Provenienz, boomen: Gibt man bei amazon.de „Angst" ein, erscheinen mehr als 40.000 Treffer.

Bestseller nach wie vor ist Fritz Riemanns Analyse der vier *Grundformen der Angst* (Die Angst vor der Hingabe, Die Angst vor der Selbstwerdung, Die Angst vor der Veränderung, Die Angst vor der Notwendigkeit), die zum ersten Mal 1961 erschienen ist und nun in der 41. Auflage vorliegt (vgl. Riemann 2013). Zu diesen Bestsellern gehört auch das *Buch der Ängste*, in dem Wolfgang Schmidbauer unzählige Formen der Angst, Panik und Phobie von A bis Z auflistet (vgl. Schmidbauer 2007).

Als Psychoonkologin werde ich täglich mit dem Thema Angst konfrontiert. Denn keine Erkrankung scheint mir so sehr mit Angst verbunden zu sein als eine Krebserkrankung.

© Springer Fachmedien Wiesbaden GmbH, ein Teil von Springer Nature 2019
B. Leu, *Angst, Verlust, Trauer und die Frage nach dem Sinn*, essentials,
https://doi.org/10.1007/978-3-658-23859-9_2

2.1   Angst konkret – dargestellt anhand von Christoph Schlingensiefs Tagebuch

Eindringlicher als bei Christoph Schlingensief (1960–2010) bin ich kaum auf eine Auseinandersetzung mit dem Thema der puren Angst gestoßen. Auch Eric Baumanns Auseinandersetzung mit seiner schweren Krebserkrankung in seinem Buch *Ein Sommer noch. Mein Leben mit der Diagnose Hirntumor* (2012) ist tief berührend.

Um seine Krebserkrankung machte der Kunstschaffende Schlingensief keinen Hehl und legte sie in seinem Buch *So schön wie hier kanns im Himmel gar nicht sein! Tagebuch einer Krebserkrankung* (2012) öffentlich dar. Mehr noch, er offenbarte seine innersten Gefühle, wenn es um sein Sterben und seinen Tod ging. Anfangs 2008 wurde bei Schlingensief ein Lungenkarzinom diagnostiziert. Seine daraufhin geführten Notizen beginnen am 15. Januar 2008 und enden am 27. Dezember 2009. Christoph Schlingensief ist am 21. August 2010 verstorben.

Das dominierende Thema in Schlingensiefs „Dokument einer Erkrankung" (Schlingensief 2012, S. 9) ist die Angst in all ihren Facetten. Es sind schwarze Gedanken, ja „Dämonen", die den Autoren quälen.

Variationen von Angst – eine Auswahl
Bei Schlingensief finden wir unzählige Textstellen, in denen er sich dem Thema seiner unendlichen Ängste stellt. In einer kleinen Textanalyse können folgende Ängste manifest gemacht werden:

- die Angst vor der Krankheit generell / die Angst vor dem Fortschreiten der Krankheit
- die Angst vor Einsamkeit
- die Angst zu versagen
- die Angst vor Freiheits- und Autonomieverlust
- die Angst respektive das Bedauern darüber, was unwiederbringlich verloren ist
- die Angst vor der Ungewissheit
- Todesängste
- Angst gepaart mit anderen Gefühlen

2.2 Angst in der existenziellen Psychotherapie und Existenzanalyse: Irvin D. Yalom und Alfried Längle

Irvin D. Yalom (1931*)

Yalom, Sohn russischer Einwanderer, geboren in Washington D.C., ist ein bekannter Psychoanalytiker und Bestsellerautor sowie emeritierter Professor der Stanford University, School of Medicine. Jüngst wurden sein Leben und seine Person als sehr sehenswerter Film *Yalom's Cure* gewürdigt. Seine Fachbücher zur Gruppentherapie und zur Existenziellen Psychotherapie sind bei uns weniger bekannt als seine in Romane umgestalteten Geschichten aus seiner langjährigen therapeutischen Praxis wie beispielsweise *Die rote Coach, Und Nietzsche weinte* oder auch *Die Schopenhauer-Kur.*

Sehr eindrücklich ist auch sein 2008 erschienenes Buch *In die Sonne schauen,* in dem sich Yalom selbst mit der Angst konfrontiert und offen von sich und seinen Ängsten schreibt: Yalom sieht die Wurzel alles menschlichen Leides im Wissen um die eigene Sterblichkeit. Hierzu würden die Menschen allerhand Methoden entwickeln, um den Schrecken des Todes abzumildern: beispielsweise reich und/oder berühmt werden, Kinder gebären, zwanghaft Schutzrituale errichten oder auch den Glauben zelebrieren (vgl. Yalom 2008b, S. 12). So meint Yalom: „Todesfurcht ist die Mutter aller Religionen, die auf die eine oder andere Weise versuchen, die Pein unserer Endlichkeit in Schranken zu halten." (a. a. O., S. 13). „Ein voller, fester Blick auf den Tod", so die Botschaft seines Buches (a. a. O., S. 261). – Dies im Gegensatz dazu, dass Yalom niemandem empfehlen würde, in die Sonne zu starren; doch dem Tod ins Gesicht zu sehen, sei eine völlig andere Sache.

Alfried Längle (1951*)

Längle, PD Dr. med. und Dr. phil., in Vorarlberg geboren, ist Begründer der Personalen Existenzanalyse. Längle arbeitete von 1982 bis 1991 eng mit Viktor Frankl zusammen (siehe Kap. 4). Längle entwickelte die Existenzanalyse zur Psychotherapie mit staatlicher Anerkennung in Österreich, der Schweiz, Tschechien und Rumänien weiter. Längle ist durch seine Lehr- und Vortragstätigkeit international bekannt.

Die vier Grundmotivationen

An dieser Stelle folgt ein kurzer Exkurs zur Schaffung der Basis für die weitere Untersuchung der Angst.

Das zentrale Konzept Längles besteht in dem von ihm entwickelten Strukturmodell der Existenzanalyse, den vier existenziellen Grundmotivationen (vgl. u. a. Längle 2013a, S. 73–86).

Diese vier Grundmotivationen (GM) beschreiben die Bedingungen des Personseins, also wie die Person in der Welt zur eigenen Existenz gelangen kann (vgl. Tab. 2.1).

Gemäß der Personalen Existenzanalyse behindern Ängste die Erfüllung der Grundmotivationen (vgl. Längle 2016, S. 67). Die existenzielle Angst, die tiefste der Ängste, ist gemäß den folgenden Ausführungen in der vierten Grundmotivation angesiedelt, bezieht aber auch die anderen drei Grundmotivation mit ein.

Längle (2016, S. 67 f.) unterscheidet vier Angsttypen:

1. Die **Grundangst** – assoziiert mit der ersten Grundmotivation: Angst vor Haltverlust in der Welt, die zu einer ständigen Verunsicherung führen und sich zum Beispiel in der Angst vor Kontrollverlust zeigen kann oder in der Angst, dass etwas Schreckliches passieren könnte;
2. die **Grundwertangst** – assoziiert mit der zweiten Grundmotivation: Angst vor Beziehungsverlust und Beziehungslosigkeit, letztlich also vor dem Verlust dessen, was dem eigenen Leben einen Wert gibt;
3. die **Selbstwertangst** – assoziiert mit der dritten Grundmotivation: Angst vor dem Verlust des Ansehens, der Wertschätzung;
4. die **existenzielle Angst** – assoziiert mit der vierten Grundmotivation: Angst vor Sinnlosigkeit, Leere und Absurdität des Lebens, oft auch mit Zukunftsängsten einhergehend.

Doch die Angst ist für Längle nicht nur negativ konnotiert: Er sieht sie „als Königsweg zu mehr Leben, als Wegweiser zur Existenz" (Längle 2011b, S. 36). Angst verweise darauf, dass wir nicht mehr oder noch nicht in unserem Ursprung stehen, in unserem Seinsgrund. Sie leite uns an, nach Halt Ausschau zu halten und zugleich zu lernen, die Begrenztheit der Existenz zu akzeptieren. „Nur wer letztlich das Leben lassen kann, kann sich auf das Leben *ein*lassen" (Längle 2011b, S. 36; Kursivsetzung im Orig.).

Tab. 2.1 Eigene Darstellung auf der Grundlage von Längles konzipierten Grundmotivationen (2013a)

Grundmotivation (GM)	Entsprechung	Beschreibung	Voraussetzungen	Bei Defiziten in den Voraussetzungen
Erste GM	Die *Welt*	Entspricht der Realität, in die der Mensch in all seinen Facetten hineingeboren ist	*Raum, Halt* und *Schutz,* um Vertrauen und Grundvertrauen entwickeln zu können	Ängste
Zweite GM	Das *Leben*	Entspricht der im Körper begründeten Vitalität, die den Menschen wachsen und reifen lässt	*Beziehung, Zeit* und *Nähe,* um den Wert des Lebens zu fühlen	Depressive Verstimmungen/ psychische Störungen
Dritte GM	Das *Sich-selbst-Sein*	Beschreibt das Faktum, dieses Leben mit immer demselben Ich leben zu müssen	*Beachtung, Gerechtigkeit* und *Wertschätzung,* um sich selbst sein zu können	Entwicklung zum histrionischen Symptomkomplex
Vierte GM	Das *Stehen in größeren Kontexten*	Beschreibt die Zusammenhänge, in denen man steht, für die man lebt	*Sinn in der Zukunft,* um den eigenen Teil zum Werden beizutragen	Suizidalität

2.3   Angst und Krebs – ein symbiotisches Paar?

Als Psychoonkologin beschäftigt mich seit längerem die Frage, wie das Thema „Angst" mit einer Krebserkrankung, egal welcher Art, zusammenhängt? Warum wird bei einer Krebserkrankung das Thema „Angst" in solchem Ausmaß überhaupt virulent? Stellen wir uns ähnlich bedrohliche Krankheiten vor (Herzinsuffizienz als Beispiel), kommen solche großen und wiederkehrende Ängste weit weniger ins Spiel.

Eine von Glaser und Strauss 1965 veröffentlichte Studie (hier aus einem Referat von Heike Gudat 2018) könnte eine Antwort auf die Frage geben: So sind etwa bei Organversagen immer wieder Krisen mit stabilen Phasen und wenig prognostischer Bedeutung gegeben. Auch bei allgemeinem Betagtsein, ebenfalls mit einer schwer einschätzbaren Prognose, sind viele Gebresten manifest; es geht langsam immer schlechter. In beiden Situationen adaptieren sich die erkrankten Menschen meistens an die gegebenen Bedingungen; die Angst scheint nicht im Vordergrund zu stehen. Demgegenüber ist eine Krebserkrankung eine dominante, abgrenzbare Erkrankung mit einer terminalen Phase, die erkennbar oder auch mit Durchschnittsüberlebensraten kalkulierbar ist. Dies kann zu großen Ängsten führen. Der Krebs haftet sozusagen der Angst an – und umgekehrt.

Aus einer Studie über Sterbewünsche von schwer erkrankten Menschen ist folgender, zwischen einem Patienten (P) und einer Interviewerin (I) geführter, Dialog zu entnehmen (vgl. Gudat et al. 2008–2016):

- **I:** Können Sie sich für die Zukunft eine Situation vorstellen, in der Sie nicht mehr weiterleben wollen?
- **P** (82, Jahre, herzinsuffizient, 2 Monate vor seinem Tod): Ja, ich denke vor allem, wenn ich irgendwie ein Krebsleiden kriegen würde. Das habe ich bis jetzt nicht. Das wäre für mich eine Katastrophe! (…) Aber ich habe keine Anzeichen für ein Krebsleiden, überhaupt nicht. Das haben wir regelmäßig untersuchen lassen.
- **I:** Warum finden Sie diese Krankheit so schlimm?
- **P:** Ich weiß es nicht. Irgendwie hab' ich einen Horror davor. (…) Krebs hat natürlich einen schlechten Ruf.

Progredienz- und Rezidivangst
Es ist nicht nur ein Gefühl aus der psychoonkologischen Praxis, sondern durch Studien bestätigt, dass sich viele Patientinnen und Patienten (auch in Remission) um ihre Zukunft sorgen (Progredienzangst) und mit der ständigen Angst vor einem erneuten Auftreten des Tumors leben (Rezidivangst).

Waadt, Duran, Berg und Herschbach haben den bekannten Progredienz-Fragebogen (PA-F) erarbeitet, mit dem die vielfachen Ängste im Zusammenhang mit dem Fortschreiten einer chronischen Erkrankung erfragt werden können. Daraus ergibt sich für Krebspatientinnen und -patienten folgende Liste (vgl. Waadt et al. 2011, S. 150):

- Angst vor dem vorzeitigen Tod
- Angst vor dem Mitleid anderer bei der „Schockdiagnose" Krebs
- Angst vor Schmerzen
- Angst vor Metastasen an schwer zugänglichen Stellen, Hirnbefall
- Angst vor quälenden oder peinlichen Behandlungsfolgen wie Erbrechen, Pickel, Verbrennungen, Haarausfall
- Angst vor Operationsfolgen wie Stoma, verunstaltete Brust, Angst vor ‚ekligen' Körperveränderungen und sozialem Attraktivitätsverlust
- Angst, Beziehungen nicht mehr führen zu können
- Angst, dass die Zeit nicht mehr reicht
- Angst, die Angehörigen könnten es nicht aushalten

So kann man sagen, dass eine Krebserkrankung die eigene Existenz völlig vereinnahmt und sie nicht mehr loslässt, da sich der Krebs im Körper quasi eingenistet hat und ohne Kontrolle weiterwuchern kann. Die Patientinnen und Patienten fühlen sich ständig in der eigenen Existenz und in ihrer Identität bedroht. Das ist wohl die Ungeheuerlichkeit der Angst bei einer Krebserkrankung: keine Ausflucht mehr zu finden. Man könnte hier noch weiterdenken und käme dann zu gesellschaftspolitischen Fragen: Ist es auch bei Krebs die Angst vor dem Fremden, die uns so bedroht? Denn der Krebs ist ja ein Fremdling im eigenen Körper.

2.4   Der Beitrag einer existenziell orientierten Psychoonkologie: eine Handhabung für die Praxis im Umgang mit Angst

In der psychoonkologischen Praxis werden alle beschriebenen Ängste angetroffen; drei davon werden im Folgenden genauer angeschaut:

Die Angst vor Kontrollverlust
In unserer individualisierten Gesellschaft sind die Begriffe der Autonomie, der Selbstbestimmung und Kontrolle zu höchsten Gütern geworden. Durch eine Krebserkrankung kommen diese hoch geschätzten Werte den meisten Menschen

abhanden. Der Krebs wuchert wie er will, und die medizinische Maschinerie nimmt ihren Lauf. „Wenn man mal drin ist, gibt es kein Heraus", so höre ich dies von Patientinnen und Patienten.

Beispiel

Ein Patient, knapp vor seiner Pensionierung, mit multiplen Metastasen eines schweren Karzinoms, will nicht in diese „Maschinerie" hineinkommen, weil er so Stück um Stück seiner Freiheit verliere und nur noch fremdbestimmt sei, vor allem, was seinen Tagesablauf betreffe. Ihn ängstige der Freiheitsverlust, dass andere über ihn verfügen würden, dass er in eine Apparatur komme, die ihn beherrsche.

Ähnlich sieht dies die Autorin Natalie Knapp: „Etwas nicht kontrollieren zu können, gehört für Menschen einer hochtechnisierten Zivilisation zu den schwierigsten Übungen. Und der Tod konfrontiert uns mit der absoluten Grenze menschlicher Überlegenheit. Mehr noch als jedes andere Naturgesetz zwingt er uns anzuerkennen, dass auch wir uns manchen Spielregeln des Universums beugen müssen." (Knapp 2016, S. 120). Zudem, meint Knapp, konfrontiere uns der Tod auch mit den Grenzen unseres Wissens, denn es sei schlicht nicht herauszufinden, wer für diese Spielregeln überhaupt verantwortlich sei.

Die Angst vor dem Fortschreiten der Krankheit (Progredienzangst)

Beispiel

Eine etwas über 50-jährige Patientin mit erfolgreich operiertem Mamma-Karzinom, erzählt in mehreren Sitzungen, wie sie immer wieder ein Kribbeln im Körper spüre, manchmal auch einen Schmerz, der wandere. Plötzlich sei die große Angst da, dass der Krebs wieder voranschreite oder dass er metastasiere. Eigentlich wisse sie ja, dass das nicht sein könne, denn sie sei ja immer noch in engmaschiger Kontrolle, doch die Angst überkomme sie einfach.

Beispiel

Eine ebenfalls gut 50-jährige Patientin berichtet von neurologischen Defiziten, vor allem von einer Gedächtnisstörung (obwohl alle neuropsychologischen Tests äußerst positiv ausgefallen sind): Sie befürchte, nach dem kurativ behandelten Mamma-Karzinom nun eine Hirnmetastase zu haben. Hier brauchten wir einige Sitzungen mit mehreren ‚Realitätschecks', damit die Patientin wieder Vertrauen in ihre Gedächtnisleistung entwickeln konnte.

Ein 70-jähriger Patient spürte in seiner akuten psychischen Labilitätsphase bereits kurz nach der erfolgreichen Operation eines Hirntumors den Tumor im wahrsten Sinne in seinem Kopf wieder ‚wachsen', obwohl der Tumor nach Aussage der Ärzte vollständig entfernt werden konnte.

Die Angst vor dem Tod

Der Tod – das große Lassen-Können und der größte aller Abschiede überhaupt:

Er erscheint uns oft als lebensfeindliches Prinzip, dem wir tunlichst aus dem Weg gehen möchten. Mit einer Krebserkrankung geht jedoch unweigerlich die, wenn auch unerwartete, Begegnung mit dem Tod einher. Wir erschrecken, erstarren, denn er dringt ohne Rücksicht auf das, was man noch vorhatte, ins Leben ein. Das macht uns insbesondere zu schaffen, als dass wir gewohnt und auch so sozialisiert sind, dass alles kontrollier- und machbar ist. So ist der Tod im Alltag auch in weiten Strecken aus unserem Bewusstsein verdrängt. Es scheint, dass der Tod erst, wenn überhaupt, im hohen Alter als zulässig erlebt wird.

Dies hat eindringlich ein Patient, Mitte 50, erfahren, der eine Tumorerkrankung in fortgeschrittenem Stadium mit Metastasen erstdiagnostiziert bekommen hat. Das sei eindeutig zu früh, das gehe nicht, meinte er. In seiner Verwandtschaft sei noch niemand so früh gestorben – und er habe noch so viel unternehmen wollen. Er wolle alt werden. Ihm werde durch diese Diagnose die ganze Lebensperspektive genommen. Er habe sich bislang nicht mit dem Tod befasst. Der Tod erscheint dem Patienten als Lebenskiller, als Bösewicht, der ihm das Wertvollste stiehlt.

Was heißt das für die psychoonkologische Praxis?

Meine tiefe Überzeugung als Psychoonkologin, dass das Gefährliche, Bedrohliche und auch Schmerzliche ebenso zum Leben gehören wie das Schöne, die Lebenslust und das Hoffnungsvolle, kann hier vielleicht eine Hilfestellung sein, so dass die Patientinnen und Patienten ohne Schuldgefühle und Schuldzuweisungen ihr Schicksal etwas besser annehmen können.

Emmy van Deurzen (insbes. 2011, S. 57 ff.) wie auch der Hochschuldozent, Psychotherapeut und Autor Alexander Noyon (u. a. Noyon und Heidenreich 2012) werden nicht müde zu betonen, dass existenzielle Therapie keine Methode sei, sondern eine Haltung. Alexander Noyon hat mich in persönlichen Gesprächen immer wieder im Suchen und Ringen um diese Haltung unterstützt (vgl. Noyon und Heidenreich 2017, S. 132).

Als mögliche therapeutische Haltungen können genannt werden:

- Raum und Zeit zum Erzählen geben.
- Halten – Tragen – Stützen: ein Gefühl der Stabilität vermitteln und Schaffen eines sicheren Raumes in der Therapie.
- Stabilisieren und Emotionen zulassen (Balancieren zwischen Aktivismus und Fatalismus).
- Anerkennen der schwierigen Bedingungen, die das Leben stellen kann: Das Leben ist nicht gerecht, es meint es nicht immer gut (vgl. auch Längle und Bürgi: *Wenn das Leben pflügt* 2016).
- Trotz Empathie Distanz wahren: Ich kann nicht mit-aufgehen in der Angst – ich kann nicht mit-sterben! Das heißt, sich nicht vom Leid, der Dramatik des menschlichen Schicksals völlig vereinnahmen lassen, aber zeigen, dass man es mit-aushalten kann!
- Noyon und Heidenreich sprechen von einem „radikalen Realitätsbezug" der existenziellen Therapie und der existenziell arbeitenden Therapeutinnen und Therapeuten (vgl. Noyon und Heidenreich 2017, S. 131).

Yaloms „Rat für Therapeuten" (Yalom 2008b, S. 191 ff.) formuliert es so:

- Annahme der menschlichen Verzweiflung;
- Konfrontation mit der eigenen Existenz;
- Fokus auf das Hier und Jetzt;
- sich der „vier letzten Dinge" (Tod, Isolation, Sinn und Freiheit) annehmen und vertiefte Auseinandersetzung mit ihnen;
- Sensibilität für die existenziellen Themen des Lebens.

Verlust und Trauer 3

3.1 Verschiedene Arten von Verlust

Kleine und auch größere Abschiede erleben wir im Laufe unseres Lebens viele: Abschiede von Nicht-Erreichtem, von Träumen und Plänen, von Hoffnungen, Lieben. Das Lassen-Müssen ist eine ständige Erfahrung in unserem Leben. Das Leben kann letztlich nur angesichts von diesen Verlusten gelebt werden, ja sie definieren es gerade. Denn jeder gelebte Tag ist aufs Ganze gesehen ein Verlust, ein Tag, der sozusagen verlustig gegangen ist, und nun unserer Vergangenheit angehört, und nicht mehr unserer Zukunft. So werden die Tage unserer Vergangenheit mit zunehmendem Alter mehr und diejenigen der Zukunft immer weniger. (Selbstverständlich stellt sich die Frage, ob diese Perspektive nicht auch gedreht werden könnte angesichts des ‚Reichtums' an Tagen der Vergangenheit.) Dass wir uns dieser Verluste bewusst sind, zeichnet den Menschen in seiner Reflexionsfähigkeit aus. Und Trauer um diese Verluste ist unter anderem wohl der Preis, der zu zahlen ist, weil wir ein Bewusstsein haben.

> In jungen Jahren teilt sich die Welt, grob gesprochen, in Menschen, die schon Sex hatten, und solche, die noch keinen hatten. Später dann in Menschen, die Liebe erlebt haben, und solche, die das noch nicht haben. Noch später – jedenfalls dann, wenn wir Glück haben (oder auch nicht) – teilt sich die Welt in Menschen, die Leid erfahren haben, und solche, die das nicht haben. Diese Einteilungen sind absolut; es sind Wendekreise, die wir überschreiten.

So formuliert der bekannte britische Journalist und Autor Julian Barnes (2016, S. 84) im Zusammenhang mit dem Tod seiner Frau, wie sich der Blick auf die Welt bei erfahrenem Leid grundsätzlich und absolut verändert.

© Springer Fachmedien Wiesbaden GmbH, ein Teil von Springer Nature 2019   13
B. Leu, *Angst, Verlust, Trauer und die Frage nach dem Sinn*, essentials,
https://doi.org/10.1007/978-3-658-23859-9_3

3.2   Allgemeines Verständnis von Trauer

Trauer kann sich in vielen Situationen und in verschiedenen Ausdrucksformen zeigen – aufgrund des Verabschieden-Müssens von uns wichtigen Menschen, aufgrund eines Verabschiedens von einem Wert, der einem wichtig war, von geliebten Tätigkeiten, von einem bestimmten Körperbild angesichts einer schweren Erkrankung, von Kräften, weil der Körper immer schwächer wird, und vielem anderen mehr.

Es gibt unzählige Definitionen von Trauer: Eine stimmige Fassung von Trauer erfährt man von Elisabeth Lukas, einer ehemaligen engen Schülerin von Viktor Frankl (siehe Kap. 4). Für Lukas ist Trauer keineswegs bloß ein Gefühl. Trauer sitze tief im Herzen, „im geistig-seelischen Zentrum der Person" (Lukas 2015, S. 9), und sei weder „herbeizuzaubern noch wegzuillusionieren" (a. a. O., S. 10). Trauer sei „ein Wissen um ein verlorenes Kostbares" (ebd.) und nichts könne dieses Wissen ausradieren. Trauer könne so auch zu einem Spiegel des Reichtums werden, den man einmal im Leben spüren und erfahren durfte – durch die Liebe und/oder die Bekanntschaft und Verbundenheit zur verstorbenen Person.

Der Verdacht gegen die Trauer
Ängste, Verlust, Leid und Trauer sind meist negativ konnotiert. Alles, was nicht unmittelbar positive Gefühle hervorruft, wird in unserer auf Machbarkeit und Coolness getrimmten Gesellschaft nicht gerne gesehen. Es ist quasi ein Verstoß gegen die Schnelllebigkeit unserer Zeit und das ständige Fortschreiten in Effizienz. Denn: Trauer verlangsamt, Trauer braucht Zeit.

Bode und Roth (vgl. 2018, S. 9) konstatieren in ihrem Buch eine paradoxe Kultur, indem wir täglich von Schmerz, Tod und Leid über Medien, an Bildschirmen und auf anderen Kanälen erfahren und dies einfach so hinnehmen, während wir Leid, Tod und Trauer gleichzeitig aus unserem Alltag verdrängen, sozusagen „ins Verborgene" abdrängen (Bode in Bode und Roth 2018, S. 26).

Die Konfrontation mit Trauer und Tod wird vielfach als Tabu erlebt. Es ist unangenehm, auf Trauernde zu stoßen; man weiß nicht so recht, was sagen, wie reagieren. So ist es oft am einfachsten, möglichst Abstand zu halten. Wer trauert, wird sozusagen verdächtig, so dass Jean-Pierre Wils in einem Referat 2018 von einem „Verdacht gegen die Trauer" spricht.

> Bei der Arbeit, im Klub, auf der Straße sehe ich, wie es sich Leute, die auf mich zukommen, überlegen, ob sie „es" erwähnen sollen oder nicht. Tun sie es, ist es mir zuwider; tun sie es nicht, auch. Manche drücken sich ganz und gar (Lewis 2009, S. 30 f.).

Und so fragt sich Lewis, ob man „Menschen in Trauer wie Aussätzige in besonderen Siedlungen isolieren" sollte (a. a. O., S. 31).

Unsere Gesellschaft scheint mit Trauer nicht gut zu Recht zu kommen: Es soll möglichst alles rasch gehen, die oder der Tote wird möglichst schnell aus unserem Blick entfernt, Bestattungsunternehmen übernehmen die anfallenden dringlichsten Arbeiten.

Die Diskussionen rund um das Diagnose-Manual DSM-5, ab wann Trauer pathologisch resp. eine Depression sei, sprechen für sich.

Sieht man sich die heute geltenden Regelungen im Schweizer Arbeitsrecht an (in Deutschland scheint es ähnlich zu sein gemäß Roth in Bode und Roth 2018, S. 48), so stößt man auf dasselbe Symptom einer schnelllebigen und effektiven Gesellschaft: Bei einem Trauer- resp. Todesfall werden nahen Angehörigen ein bis drei Tage Sonderurlaub gewährt. Geht es um die Betreuung naher kranker Angehöriger, ist gar nichts geregelt. So erlebt man in der psychoonkologischen Sprechstunde häufig physisch und psychisch völlig überforderte Angehörige – ohne irgendeinen Anspruch auf Unterstützung. Hier ist dringend politischer Handlungsbedarf gegeben, insbesondere vor dem Hintergrund einer ständig älter werdenden Gesellschaft!

3.3 Konzepte und Modelle von Trauer

Wie kann Trauer denn bewältigt werden – wenn überhaupt? In der psychologischen Literatur finden sich hierfür unzählige Hilfestellungen und Ansätze. Es werden im Folgenden die heute gängigsten Trauer-Modelle vorgestellt.

Phasenmodelle der Trauer
Phasenmodelle der Trauer waren über längere Zeit das vorherrschende Paradigma in der Trauer- und Sterbeliteratur. Dies wohl inspiriert von den Ende der sechziger Jahre des letzten Jahrhunderts bekannt gewordenen fünf Sterbephasen von der amerikanischen Ärztin und Sterbeforscherin Elisabeth Kübler-Ross (Veröffentlichung 1969: *Five Stages Of Grief* in ihrem Werk *On Death and Dying* oder auch in *Interviews mit Sterbenden*).

Kübler-Ross benennt die Phasen wie folgt:

- Erste Phase: Nicht-wahrhaben-Wollen und Isolierung – denial
- Zweite Phase: Zorn und Ärger – anger
- Dritte Phase: Verhandeln – bargaining

- Vierte Phase: Depressive Phase – depression
- Fünfte Phase: Zustimmung – acceptance

Dieses Modell hatte für die damalige Zeit eine große Resonanz und Relevanz. Heute kann man es als überholt beurteilen, vor allem wenn man davon ausgeht, dass die betroffene Person den Trauerprozess nicht nur passiv durchleidet und erst noch jede Phase zu durchlaufen hat, wie eine Strecke oder gar einen Marathon.

Doch auch die bekannte Schweizer Hochschulprofessorin und Psychotherapeutin Verena Kast (*1943) lehnt sich immer noch an dieses Phasenmodell an, wie sie in ihrer Publikation *Trauern. Phasen und Chancen des psychischen Prozesses* (2008) erläutert.

Kast unterscheidet (vgl. Kast 2008, S. 71 ff.):

- die Phase des Nicht-wahrhaben-Wollens
- die Phase der aufbrechenden Emotionen
- die Phase des Suchens und Sich-Trennens
- die Phase des neuen Selbst- und Weltbezugs

Den Phasenmodellen der Trauer haftet ein leichter Beigeschmack an, dass es sich hierbei um ein einsames Abarbeiten handle, schön der Reihe nach. Am Schluss stehe der erfolgreiche – oder eben gescheiterte – Abschluss des Trauerprozesses, in dem dann (bei ‚erfolgreichem‘ Abschluss) wieder neue Beziehungen aufgenommen werden können. Diese Sichtweise beinhaltet für mich eine moralische und auch edukative Komponente: Sollte ich beim Trauern scheitern, trage ich zuletzt auch noch die Schuld dafür.

Mit diesen kritischen Punkten zu den Phasenmodellen hat sich die Perspektive in der Trauerliteratur zur Entwicklung von so genannten Trauer-Aufgaben-Modellen geweitet. Diese Modelle gehen mehr von einer aktiven Sichtweise aus und verstehen die Bewältigung eines Verlustes oder des eigenen Sterbens als Entwicklungsaufgabe.

Traueraufgaben nach William Worden
Der US-Trauerforscher William Worden (*1932) spricht von vier Aufgaben innerhalb eines Trauerprozesses. Sie müssen gelöst werden, damit wieder ein „normales" Leben gelebt werden kann. Zum ersten Mal ist Wordens Konzept 1982 unter dem Titel *Grief Counselling and Grief Therapy* erschienen, 1986 dann unter dem deutschen Titel *Beratung und Therapie in Trauerfällen*. Für Wordens Arbeit ist es charakteristisch, dass er seine Traueraufgaben immer wieder überarbeitet hat und

sich dabei auch auf Kollegen beruft und ihre Arbeiten miteinfließen lässt (z. B. Dennis Klass und Robert Neimeyer; siehe im Folgenden):

Die vier Traueraufgaben sind demnach (vgl. Worden 2011, S. 45–59):

- den Verlust als Realität akzeptieren;
- den Schmerz verarbeiten;
- sich an eine Welt ohne die verstorbene Person anpassen;
- eine dauerhafte Verbindung zu der verstorbenen Person inmitten des Aufbruchs in ein neues Leben finden.

Der bindungstheoretische Ansatz von Dennis Klass: continuing bonds

Dennis Klass wurde vor allem bekannt durch den von ihm geprägten Terminus der „continuing bonds" (1996). Klass (*1940), emeritierter Professor der Religionspsychologie an der Webster University im amerikanischen St. Louis, und sein Team haben in Untersuchungen festgestellt, dass trauernde Angehörige die Beziehung zu verstorbenen Menschen weiterleben. Dabei geht es darum, dass die Hinterbliebenen die verstorbene Person nicht aus ihren Erinnerungen auslöschen, sondern eine innere Beziehung bewahren, die auch emotional getönt sein kann (positiv wie negativ), und für das Weiterleben der Hinterbliebenen zentral wird. Es geht also um die Aufrechterhaltung einer inneren Repräsentation der verstorbenen Person. Andere Autorinnen und Autoren haben diesen Ansatz aufgenommen und auch empirisch untermauert (vgl. hierzu Paul 2001, S. 60 ff.)

Dieser Ansatz findet in einem anderen prominenten Konzept Eingang, das im deutschsprachigen Raum auf hohe Resonanz stößt: dem hypnosystemischen Ansatz von Roland Kachler.

Der Ansatz von Roland Kachler: in Verbindung bleiben

Der Theologe und Psychotherapeut Roland Kachler (*1955) wehrt sich in aller Form gegen das seit Freud in psychodynamischen Modellen propagierte ‚Loslassen' im Trauerprozess. In diesen Modellen sei die zentrale Aufgabe der Trauer die Ablösung der psychischen Energie von der verstorbenen Person, bis – letztlich – dann wieder eine Beziehung zu einer neuen Person eingegangen werden könne.

Im unermesslichen Leid nach dem Unfalltod seines 16-jährigen Sohnes sah sich Kachler mit der damals gängigen psychodynamischen Trauerliteratur nicht verstanden und gezwungen, sich selbst als Trauernder, aber auch als Psychologe und Psychotherapeut, mit der Trauer neu und intensiv auseinanderzusetzen.

Kachlers Ansatz basiert auf sieben Arbeitsschritten. Den Begriff der „Arbeit" übernimmt er von Worden (vgl. Tab. 3.1).

Tab. 3.1 Eigene Darstellung auf der Grundlage des Kachlerschen Ansatzes der Trauerarbeit (2012)

Art der Trauerarbeit	Beschreibung	Worum es in diesem Arbeitsschritt geht
Stabilisierungs- und Ressourcenarbeit	Aufkommen von Gefühlen wie Verzweiflung, Sinnlosigkeit, Leere, Überwältigt-Sein, Schock, Starre, tiefer Schmerz und vielen anderen mehr	Überleben und Alltagsbewältigung
Schmerzliche Realisierungsarbeit	Merken, dass die Realität des Todes und die Abwesenheit des geliebten Menschen eine Realität darstellen	Realisieren des akuten Verlustschmerzes und der Trauergefühle in ihren verschiedensten Facetten
Kreative Beziehungsarbeit	Erstes Verständnis dafür, dass trotz des Verlustes etwas Neues, nämlich eine veränderte, innere Beziehung zur verstorbenen Person, entstehen kann	„Reetablierung" einer sicheren inneren Bindung sowie „Reinternalisierung" der verstorbenen Person
Suche nach dem sicheren Ort für den verstorbenen Menschen	Sichere Orte können in der Erinnerung sein oder auch im eigenen Körper	Utilisieren des Familiensystems, der Natur, von Natur- oder spirituellen Symbolen
Gestaltung der Beziehung zum verstorbenen Menschen	Integration eines internalen Dialogs mit der verstorbenen Person in den Alltag, Gestalten und Integration von Beziehungsritualen, Erinnerungs- und Gedenktagen	In den späteren Jahren nach dem Verlust Integration der Beziehung zur verstorbenen Person in den Alltag
Transformation der Trauer und Abschied von der Trauer	Gestaltung eines zirkulären, selbstbezüglichen und dynamischen Selbstorganisationsprozesses	Wandlung … • von der allmächtigen Anfangstrauer zu einer begrenzten Trauer • von der alles besetzenden zu einer bezogenen Trauer • von der Belastung zur ständigen Begleiterin • vom Trauern zum bleibenden Missen • von der Trauer zur Dankbarkeit
Arbeit an einem Leben nach dem Verlust	Anerkennen und Akzeptanz, dass der verstorbene Mensch eben tot ist	Differenzierung zwischen der vormalig physisch realisierten Beziehung und der nun psychisch internalen Beziehung

Der konstruktivistische Ansatz von Robert A. Neimeyer: meaning making
Um die Rekonstruktion des Lebens nach dem Verlust eines geliebten Menschen
geht es im kognitiv-konstruktivistischen Ansatz, den wir bei Robert A. Neimeyer
(*1954) finden. Dieser Traueransatz ist sehr einflussreich und findet weltweit
Beachtung.

Robert Neimeyer ist ein amerikanischer konstruktivistisch ausgerichteter
Psychologe. Seinen Ansatz des „meaning making" im Trauerprozess beschreibt er
in seinem Buch *Lessons of loss* (2002). „Meaning" kann demnach „Bedeutung"
oder auch „Sinn" heißen. Es geht bei Neimeyer um die Rekonstruktion von
Bedeutungszusammenhängen, die er als „reconstruction of meaning" bezeichnet.
Der Autor beschreibt, dass er in seinen Therapien intensiv und aktiv den Erzählungen seiner Klientinnen und Klienten über ihre Verluste zuhöre (vgl. Neimeyer
in Paul 2001, S. 113).

Neimeyer verwendet in seiner Arbeit drei Prinzipien (vgl. Neimeyer in Paul
2001, S. 113 ff.) (vgl. Tab. 3.2).

Ebenfalls von Neimeyer stammt ein Fragebogen, in dem er die folgenden Fakto-
ren bei Personen nach einem Verlust eines Angehörigen erhebt: Continuing bonds/
Personal growth/Sense of peace/Emptiness & meaninglessness/Valuing life
(Neimeyer 2016, S. 64). Dies gibt Anknüpfungspunkte für die weitere Unterstützung im Trauerprozess.

Tab. 3.2 Eigene Darstellung von Neimeyers Prinzipien (2001)

Prinzip	Benennung	Der Prozess
Prinzip 1	Verwendung von narrativen Methoden und Konzepten, um durch Verlust zerrissenes Leben neu zu beschreiben	Das Erzählen über das bisherige Leben muss nach einem Verlust umgestaltet werden, um neu wieder einen Sinn zu erhalten
Prinzip 2	Die Beziehung zum Verstorbenen wieder aufnehmen, statt sie aufzugeben	Verweis bei Neimeyer auf Dennis Klass
Prinzip 3	Das Unaussprechliche benennen, um neuen Bedeutungszusammenhängen auf die Spur zu kommen	Bilder und Metaphern, die viel besser erinnert werden können als rational, sachliche Gespräche; dadurch soll ein neuer und verbindender Stoff genäht werden

Chris Paul: Kaleidoskop des Trauerns
Chris Paul (*1962) ist Soziale Verhaltenswissenschaftlerin und Heilpraktikerin
für Psychotherapie mit dem Schwerpunkt Trauerberatung. Sie ist die Gründerin
des Trauerinstitutes Deutschland© in Bonn.

Bekannt geworden ist Paul durch ihr „Kaleidoskop des Trauerns", das nicht
aus Phasen besteht, sondern aus „Facetten". Diese Facetten seien von Anfang
an alle gleichzeitig präsent; daher der Begriff des Kaleidoskopes: Die Facetten
mischen sich und gewichten sich immer wieder neu. Jeder der von ihr benannten
Facetten ordnet Paul eine Farbe zu (vgl. Paul 2017, S. 13 ff.).

Orange = Überleben
Dunkelgrau = Wirklichkeit begreifen
Kräftiges Rosa = Gefühle
Grün = Sich anpassen
Leuchtendes Gelb = Verbunden bleiben
Blau = Einordnen

Die gelungene grafische Umsetzung macht dieses Modell besonders einprägsam
und gut verständlich. Paul ist eine Pragmatikerin und ist – nebst dem Schreiben von Büchern und privaten Therapie- und Supervisionsstunden – vor allem
als Kursleiterin für Trauerbegleitende tätig. Das Neue am Kaleidoskop sei die
Spiralförmigkeit und auch Farbigkeit des Modells, meint Paul anlässlich unseres
Gespräches in Bonn. Innerhalb der einzelnen Facetten weist Paul jeweils auf
Trittsteine (hilfreiche Unterstützungen durch Bezugpersonen) respektive Stolper-
steine (hinderliche Unterstützungen) hin.

Die einzelnen Facetten sind in einer Übersicht in Tab. 3.3 zusammengestellt.

Das duale Prozess-Modell (DPM) von Stroebe und Schut
Margaret Stroebe und Henk Schut (1998) von der Universität von Utrecht sprechen in ihrem Ansatz von einem dualen Prozess-Modell (DPM) der Trauer. Dabei
geht es um ein Oszillieren zwischen den Polen „verlustorientiert" und „wieder-
herstellungsorientiert". Es geht einerseits darum, den Verlust in das eigene
Bedeutungssystem zu integrieren, andererseits darum, sich den neuen Aufgaben
zu stellen (vgl. Znoj 2009, S. 4).

Das Autorenpaar beschäftigt sich in diesem Modell mit den verschiedenen
Ausdrucksformen der Trauer in unterschiedlichen Gesellschaften. Ausschlaggebend hierfür ist, wie eine Gesellschaft mit Gefühlen umgeht, und welche Einstellung sie zum Tod hat.

Tab. 3.3 Eigene Darstellung auf der Grundlage von Pauls Trauerfacetten (2017)

Trauer-Facette	Bedeutung der Farbe	Beschreibung	Was hilfreich sein kann
Überleben	Orange – weil die ersten Stunden nach dem Tod einer geliebten Person so schrill sind wie eine „Warnweste"	Erste Stunden nach dem Tod: Alle Gefühle, alles Denken, alle Alltagsdinge werden dem reinen Überleben untergeordnet	Mögliche Tätigkeiten, die (auf mehr oder minder hilfreiche Art) das Schreckliche zu überstehen helfen: Ablenken, Musik, Fernsehen, Alkohol, Internet, in die Arbeit stürzen, Verstummen, innerlicher und äußerlicher Rückzug, exzessiver Sport, Weglaufen, in der Vergangenheit leben
Wirklichkeit begreifen	Dunkelgrau – weil sich das Begreifen des Todes unerträglich dunkel und bedrückend anfühlen kann	Es geht um das wirkliche und reale Be-greifen des Todes – mit allen Sinnen	Reden über den Tod eines geliebten Menschen und dabei von anderen gehört und verstanden werden
Gefühle	Kräftiges Rosa – weil Gefühle intensiv und stark sein können, aber auch zart und fein	Gefühle: Angst, Ohnmacht, Wut, Verzweiflung, Zorn	Körperschmerz braucht den Ausdruck des Seelenschmerzes, um langfristig wieder in den Hintergrund zu treten
Sich anpassen	Grün – weil es um uns herum immer etwas Grünes gibt	Hier geht es um alles, was außerhalb der eigenen Gedanken stattfindet	Trauernden ist die Aufgabe auferlegt, für sich neue Wege zu finden, um mit dem veränderten Leben umgehen zu können
Verbunden bleiben	Leuchtendes Gelb – weil die Verbundenheit für viele Trauernde wie ein schönes Licht sein kann	Mögliche Bindungsfaktoren: Erinnerungen, Anekdoten, Träume oder Wachträume, manchmal aber auch „Zeichen" vom verstorbenen Menschen	Hilfreich: nach dem zu suchen, was bleiben soll (was gut war), und nach dem, was in den Hintergrund treten kann (weil es vielleicht negativ in der Beziehung war)
Einordnen	Blau – weil so der Himmel ist, und so selbstverständlich, dass man ihn oft gar nicht mehr bemerkt	Grundsätzliches Überdenken des eigenen Lebens, in welcher Art und Weise man ohne den verstorbenen Menschen weiterleben möchte	Neubewertung der Vergangenheit (gemeint als Interpretationen und nicht als absolute Wahrheiten)

Einschätzung der dargestellten Trauer-Konzepte
Aus psychoonkologischer Sicht scheinen mir vor allem Ansätze hilfreich zu sein, die sich den Lebensumständen der Hinterbliebenen anpassen, also gesellschaftliche und kulturelle Variablen miteinfließen lassen. Gerade die kulturellen Aspekte gewinnen in unserer heutigen Zeit hohe Beachtung. Stroebe und Schut legen dazu ein interessantes Konzept vor.

Das Kaleidoskop des Trauerns von Chris Paul erachte ich als sehr brauchbar und hilfreich – auch für meine Therapien. Ich kann den Klientinnen und Klienten gut aufzeigen, wie wechselnd die verschiedenen Facetten auftreten können: In der Trauer ist kein Tag gleich wieder der andere: Einmal ist die Trauer so gestaltet, einmal anders – eben kaleidoskopartig. Das entlastet enorm.

Roland Kachlers praktische Bücher, unter anderen: *Meine Trauer wird dich finden* (2017); *Meine Liebe findet dich* (2015); *Was bei Trauer gut tut* (2011); *Damit aus meiner Trauer Liebe wird* (2007) und sein darin dargestelltes Beziehungs-Modell sprechen viele Menschen an. Seine Bücher sind gut zu lesen, spenden Kraft und Trost.

3.4 Der Beitrag einer existenziell orientierten Psychoonkologie: Was kann bei Trauer helfen?

Trauern braucht Zeit. Bei Trauerprozessen braucht es von den unterstützenden Menschen einen langen Atem, um immer wieder Stabilität geben und halten zu können. Es geht um das Da- und Mitsein, um ein authentisches Mitgefühl.

Erfahrungsgemäß ist es hilfreich, als Therapeutin oder als Therapeut mit den Klientinnen und Klienten bis zumindest über den ersten Todestag der verstorbenen Person hinaus in Kontakt zu bleiben, vorausgesetzt sie erachten dies als wünschenswert. Jeder Mensch trauert anders; Trauer ist individuell!

Mögliche Interventionen
Kreatives
Wenn es sich anbietet, können Klientinnen und Klienten auf folgende Möglichkeiten hingewiesen werden, mit dem Tod einer nahestehenden Person friedlich umgehen zu können:

- Briefe schreiben;
- Lieblingserinnerungen sammeln und aufschreiben oder in einer schönen Schatulle aufbewahren;
- für den verstorbenen Menschen kleine Geschenke machen und für ihn aufbewahren.

Schöne Möglichkeiten für Erinnerungsarbeiten bieten besonders zwei Bücher:

- Roland Kachler (2016): *Für immer in meiner Liebe – Das Erinnerungsbuch für Trauernde*
- Freya v. Stülpnagel (2009): *ohne dich – Hilfe für Tage, an denen die Trauer besonders schmerzt*

Beispiel

Eine meiner Klientinnen machte dies besonders feinfühlend: Mit ihrer ganzen und großen Familie – sie war in zweiter Ehe mit ihrem Mann verheiratet, der an einem schweren Tumor erkrankt und gestorben ist – hat sie ein Erinnerungsbuch für ihren Mann, für den Vater, Stiefvater und Großvater gestaltet. Alle (Töchter, Söhne, Schwiegertöchter und Schwiegersöhne, Enkelinnen und Enkel aus beiden Familien) kreierten einen zu ihnen passenden Beitrag. Dabei ist ein wunderschöner Erinnerungsschatz entstanden, den sie mir mit großer Freude überbracht hat.

Der Geburtstag, der Todestag, weitere Erinnerungstage wurden zelebriert – und immer in Liebe zur verstorbenen Person.

Die Klientin konnte ihrer Trauer am besten in der freien Natur Ausdruck verleihen: Sie hat Bergwanderungen in verschiedenen Gruppen von Menschen oder alleine unternommen. Die erste Silvesternacht ohne ihren verstorbenen Mann hat sie draußen mit einer Gruppe verbracht und konnte so ihren Kummer und ihre Trauer erfahren, oft lange und laut weinend.

Sie ist zu mir in losen Abständen in die Beratung gekommen. Ihr Ziel war es, dies bis ein Jahr nach dem Tod ihres Mannes zu tun. Und so kam es denn auch: Genau ein Jahr nach dem Tod ihres Mannes ist sie wieder gekommen, um sich zu verabschieden.

Diese Klientin hat ihren Trauerprozess in allen Facetten durchlebt und erfahren – intensiv und mit großer Liebe und in Verbindung zu ihrem verstorbenen Ehemann.

Bibliotherapie

Die „Heilkraft der Sprache", die entlastende Wirkung von Gedichten und Texten, die man schreibt oder liest, sind seit jeher bekannt. Im 18. Jahrhundert verordneten Ärzte ihren Patientinnen und Patienten Bücher sozusagen als Genesungsmittel. Literatur und Medizin galten schon vor Jahrhunderten als verwandte Disziplinen.

Heute setzt man therapeutisches Lesen (Bibliotherapie) und das Schreiben und Gestalten von Texten (Poesietherapie) häufig in der Behandlung von psychischen und psychosomatischen Erkrankungen ein. Das Standardwerk *Poesie und Therapie. Über die Heilkraft der Sprache. Poesietherapie, Bibliotherapie, Literarische Werkstätten zur Poesie- oder Bibliotherapie* haben Hilarion Petzold und Ilse Orth 2005 verfasst.

Ich gebe Klientinnen und Klienten gerne Literatur an, die sie für sich lesen und bei Bedarf mit mir besprechen können.

Der Trauer ein Narrativ geben

Der Bedeutung von Narrativen bei Verlusten und Trauer schätze ich groß ein.

Schon Shakespeares Macbeth formulierte: „Gib Worte deinem Schmerz: Gram, der nicht spricht, presst das beladne Herz, bis dass es bricht."

Interessante theoretische Konzepte hierzu stellen etwa Boothe (2010), Siefer (2015) und White (2010) vor.

Im wiederholten Erinnern und Erzählen kann die eigene Lebensgeschichte nochmals aufgerollt werden, können ihr neue Wendungen gegeben werden, um so einen neuen roten Faden gewinnen zu können, der der menschlichen Psyche guttut. Abgeschlossenes, Abgerundetes ist der Psyche erträglicher als Unabgeschlossenes (Gestalttherapie).

Das heißt: Indem die Klientinnen und Klienten erzählen, können sie ihre Lebensgeschichte, die durch den einschneidenden Verlust eines Todes zu zerbrechen drohte, wieder als zusammenhängend erleben.

Für Hinterbliebene erachte ich es als besonders hilfreich, wenn sie immer und immer wieder vom Hergang des Sterbeprozesses und des eingetretenen Todes ihrer Angehörigen erzählen dürfen und nicht abgeblockt werden mit „Das hast du mir schon so viele Male erzählt". Solche Reaktionsweisen können zur Entfremdung in der Beziehung führen, zum Gefühl, nicht verstanden, alleine gelassen zu werden.

Denn: Wiederholtes Erinnern und Erzählen stehen im Dienste des Trauerns.

Ich habe einige Frauen in meiner ambulanten Sprechstunde, deren Ehemann verstorben ist. In seltenen Fällen ist es auch ein Ehemann, dessen Partnerin verstorben ist. Ich betreue sie einige Zeit und in verschiedenen Phasen – in der Krankheit des Ehemannes, in der Zeit, wo es klar wird, dass der Tod nicht mehr lange auf sich warten lässt (terminale Phase), und auch nach dem Tod des Partners. So kann ich mit ihnen die einzelnen Trauerfacetten mit-erleben und bin für sie da – im Leiden, aber auch in den ersten Freuden, wenn etwas gelungen ist, ohne den Ehemann, dann, wenn sich erste Lebensgeister zeigen.

Abschiedlich leben

Einen weiteren Aspekt bringt Verena Kast ein: Sie meint, dass es sehr wichtig sei, sich dem Trauerprozess nicht zu entziehen, um nicht als Menschen zurückzubleiben, „die nicht mehr ganz sind" (Kast 2008, S. 159). Es gehe auch darum, nicht an Vergangenem hängen zu bleiben und sich damit der Zukunft zu verschließen. „Deshalb müssen wir lernen, ins Leben hineinzusterben und mit dieser Art von Sterben umzugehen" (a. a. O., S. 160). Auf dieser Basis ist auch ihr Konzept der „Abschiedlichkeit" zu verorten (den Begriff der Abschiedlichkeit entnimmt Kast Wilhelm Weischedel *Skeptische Ethik,* 1980): Kast meint, wir müssten immer bereit sein, „Abschied zu nehmen, uns zu verändern, und immer auch bereit sein, unsere Geschichte als Geschichte von unendlich vielen Veränderungen in uns aufleuchten zu lassen, als die Ausfaltung unserer Identität." (a. a. O., S. 174).

Die Frage nach dem Sinn 4

„Welchen Sinn macht mein Leben noch angesichts meiner begrenzten Lebenszeit?" „Wofür soll ich noch leben, wenn ich ja ohnehin weiß, dass ich bald sterben muss?" Solche Frage nach dem Sinn sind in der Psychoonkologie häufig.

Der Ursprung des Begriffs „Sinn" ist laut Duden ungesichert. Man geht jedoch davon aus, dass er sich vom Althochdeutschen „sinnan" ableitet, was ‚reisen', ‚gehen', ‚streben' bedeutet (https://www.wortbedeutung.info/Sinn/). ‚Streben' braucht ein Wohin, ein Ziel. So könnte man sagen, „Sinn" bedeute auch, ‚einer Richtung nachgehen'. Doch genau diese Richtung kommt bei einer schweren onkologischen Erkrankung abhanden. Es scheint zynisch, doch ist es bittere Realität: Eine Krebserkrankung ist vielfach der Weg in Richtung Tod – und dies oft in vollem Bewusstsein der Patientinnen und Patienten.

Im Folgenden werden verschiedene existenzielle Sinnkonzepte vorgestellt und auf ihre psychoonkologische Relevanz befragt.

4.1 Sinn existenzialistisch gesehen: Jean-Paul Sartre und Albert Camus

Kein Gott, kein Leben nach dem Tod, ein Leben in Sinnlosigkeit und Absurdität: So das Credo des Existenzialismus, der in den 40er Jahren des letzten Jahrhunderts in Frankreich und auch in anderen Ländern unzählige Menschen in seinen Bann gezogen hat. Vor allem zwei französische Philosophen standen ganz hoch im Kurs: Jean-Paul Sartre und Albert Camus. Heute scheinen diese beiden Autoren kaum noch von Interesse zu sein, es sei denn, an Gymnasien lese man noch eines ihrer bekanntesten Werke oder auf einer Theaterbühne werde ein Stück aufgeführt.

© Springer Fachmedien Wiesbaden GmbH, ein Teil von Springer Nature 2019   27
B. Leu, *Angst, Verlust, Trauer und die Frage nach dem Sinn*, essentials,
https://doi.org/10.1007/978-3-658-23859-9_4

Doch eine existenziell geprägte Psychoonkologie respektive Psychotherapie kommt meiner Meinung nach nicht an Sartre und Camus vorbei.

Jean-Paul Sartre (1905–1980): der Intellektuelle
Schon als 16-Jährige war ich nebst den Essays und Theaterstücken von Sartre vom Beziehungsmodell „Jean-Paul Sartre und Simone de Beauvoir" fasziniert. Beide Intellektuellen verband ein tragendes langjähriges Band. Sie lasen, schrieben, diskutieren in den bekannten Pariser Cafés, die zum Sinnbild einer von mir angestrebten Gesprächskultur wurden. Erst Jahre später wurde mir bewusst, dass die Freundschaft zwischen diesen beiden faszinierenden Intellektuellen auch eine Kehrseite hatte, unter der Simone de Beauvoir zusehends gelitten hatte. Sartres Lebensende war von Leid geprägt: Die Diagnosen vor seinem Tod am 15. April 1980 lauteten: Lungenödem, Leberzirrhose und Durchblutungsstörungen des Gehirns (vgl. Wunderlich online).

Sartres bekannter Aufsatz *Ist der Existentialismus ein Humanismus?* (1989) kann als Verteidigungsschrift gegen Vorwürfe gegenüber dem existenzialistischen Denken verstanden werden. Der Schrift ist aber ebenso Sartres Menschenbild zu entnehmen.

Der Mensch ist, was er tut
Sartre wendet sich mit seinem atheistischen Menschenbild gegen die Metaphysik der Philosophie des 17. und 18. Jahrhunderts. Gemäß Sartre ist der Mensch nicht definierbar. Er wird erst „in der weiteren Folge sein, und er wird so sein, wie er sich geschaffen haben wird." (Sartre 1989, S. 11). Bekannt geworden ist vor allem Sartres Grundsatz, der den französischen Existenzialismus sehr geprägt hat: „Der Mensch ist, wozu er sich macht." (ebd.)

Die Existenz geht der Essenz voraus oder: l'existence précède l'essence
Nach Sartre ist der Mensch zuerst ein Entwurf; er ist nicht vordefiniert nach einem göttlichen Plan oder einem sonstigen Willen. Diese Denkweise widerspricht in maximalen Maße der bis dahin maßgebenden Philosophie, die den Menschen als definiert angesehen und erst daraus sein Handeln abgeleitet hat: So geht Sartre von der Devise aus, dass die Existenz der Essenz (also dem Definiert-Sein des Menschen) vorausgehe. Das heißt, der Mensch existiert zuerst, handelt, gibt sich in die Welt ein und definiert sich erst danach respektive durch sein Verhalten.

Verantwortlichkeit und Freiheit oder: condamné à être libre

- Wenn also die Existenz der Essenz vorausgeht, so ist der Mensch verantwortlich für das, was er tut und ist. Seine Definition nimmt der Mensch selbst durch sein Handeln, sein Verhalten und durch sein Denken vor und ist alleine dafür verantwortlich, und zwar nicht nur für sich selbst, sondern auch für seine Mitmenschen. Ist der Mensch erst einmal in die Welt geworfen, ist er für alles verantwortlich, was er tut.
- Wenn für Sartre Gott nicht existiert, so gibt es keine Vorgaben, Gebote oder Werte, die den Menschen leiten könnten, keine Vorausbestimmung. Das heißt, der Mensch ist frei – nach dem berühmten Satz von Sartre: „Der Mensch ist verurteilt, frei zu sein." (Sartre 1989, S. 16)

In diesem Zusammenhang kann die Frage nach dem Sinn gesehen werden. Explizit äußert sich Sartre meines Wissens diesbezüglich nicht. Sie kann aber aus dem Sartreschen Konzept abgeleitet werden: Der Mensch schafft sich seinen Sinn durch sein Handeln in Verantwortung und voller Freiheit in jedem Moment selbst. Sinn ist nicht vordefiniert, sondern ist in jeder Situation neu zu schaffen. Eine beschwerliche Arbeit!

Albert Camus (1913–1960): der Humanist

Albert Camus stellt eine Art Gegenpart zu Sartre dar: Ihn zeichnet ein zutiefst gelebter Humanismus aus. Camus liebte die Natur, Licht und Schatten, war den Menschen zugeneigt, war fein und attraktiv. Camus wurde in Mondovi im heutigen Algerien geboren. Seine Kindheit verbrachte er in großer Armut, was er eindrücklich in seinen autobiographisch gefärbten frühen Werken beschreibt. Mit zehn Jahren erhielt Camus, gefördert durch einen seiner Lehrer, ein Stipendium für das Gymnasium. Später studierte er Philosophie, engagierte sich politisch, schrieb Romane, philosophische Schriften und vor allem auch Bühnenstücke. 1957 erhielt Camus den Literaturnobelpreis. Camus ist im Januar 1960 im Auto seines Verlegers Gallimard bei einem Autounfall nahe Villeblevin tödlich verunglückt.

Fragen nach dem Sinn des Lebens spielen in allen Schriften von Camus eine wichtige Rolle.

Der Frage nach dem Sinn bei Camus nachzugehen, heißt, das Thema über das Phänomen des Absurden anzugehen. Dazu eignet sich am besten seine philosophische Schrift *Der Mythos des Sisyphos* (2017). Dieses Essay gehört zu den bekanntesten Werken Camus'. Das Absurde bildet den Ausgangspunkt des Essays, wie es für Camus auch der Ausgangpunkt vom realen Leben ist.

Das Essay beginnt prägnant:

> Es gibt nur ein wirklich ernstes philosophisches Problem: den Selbstmord. Sich entscheiden, ob das Leben es wert ist, gelebt zu werden oder nicht, heißt auf die Grundfrage der Philosophie antworten (Camus 2017, S. 15).

Das erstaunt: Selbstmord als eine Frage der Philosophie zu deklarieren, Philosophie so vom Sockel herunter zu holen in den praktischen Alltag?

Doch die Frage dahinter ist für Camus die Frage nach dem Sinn. Ist das Leben es wert, gelebt zu werden – also, hat das Leben überhaupt einen Sinn, der das Leben lohnenswert macht? Die Absicht Camus' ist es, in seinem Essay einen Weg aufzuzeigen, dem Selbstmord ein Gegenwicht zu geben.

Das Absurde als einzige Tatsache

Das Gefühl der Absurdität kann einen beliebigen Menschen an einer beliebigen Straßenecke anspringen: „Es ist in seiner trostlosen Nacktheit, in seinem glanzlosen Licht nicht zu fassen." (Camus 2017, S. 23). Camus geht phänomenologisch vor, indem er das „Klima der Absurdität" zu fassen versucht:

> Manchmal stürzen die Kulissen ein. Aufstehen, Straßenbahn, vier Stunden Büro oder Fabrik, Essen, Straßenbahn, vier Stunden Arbeit, Essen, Schlafen, Montag, Dienstag, Mittwoch, Donnerstag, Freitag, Samstag, immer derselbe Rhythmus – das ist meist ein bequemer Weg (Camus 2017, S. 24 f.).

So oder ähnlich verläuft das Leben bei vielen Menschen. Hinterfragt wird es kaum, solange es in den gewohnten Bahnen verläuft. Tritt aber ein unvorhergesehenes Ereignis ein, wird dieser Rhythmus abrupt unterbrochen. Auf die psychoonkologische Praxis übertragen, könnte dies die Diagnose „Krebs" sein. Dann stellt sich die Frage nach dem Warum. Warum diese Krankheit? Warum gerade ich? Dieses Gefühl des Warums, das für Camus eine „Sehnsucht nach Einheit" (a. a. O., S. 29 f.) ist, stellt sich in Widerspruch mit der gegenwärtigen Realität. Und diesen Widerspruch nennt Camus das „Absurde". Das Gefühl der Absurdität ist also die Gegenüberstellung des Menschen, der fragt (in unserem psychoonkologischen Kontext: Warum habe ich Krebs?), und der Welt, die vernunftwidrig schweigt (auf diese Frage gibt es eben keine Antwort). Das Absurde entsteht erst aus dieser Gegenüberstellung, ist also das Bindeglied zwischen dem fragenden, nach Einheit suchenden Menschen und der harten Realität der Welt. Das Absurde ist bei Camus in diesem Sinne ein relationaler Begriff.

Doch wie steht es mit der Frage nach dem Sinn? Hierzu bedient sich Camus einer mythologischen Figur, derjenigen des Sisyphos.

Sisyphos

Sisyphos ist für Camus der absurde Held schlechthin. Dieser steht zugleich als Symbol für das ganze menschliche, absurde Dasein.

Gemäß der Mythologie hat Sisyphos die Götter gegen sich aufgebracht, weil er sie verachtet hat, weil er sich gegen den Tod gestellt hat, ja ihn gehasst und sich lieber seinem leidenschaftlichen Lebenswillen hingegeben hat. So wurde Sisyphos von den Göttern dazu verurteilt, einen Felsblock unablässig den Berg hinauf zu wälzen, von dessen Gipfel der Stein durch sein eigenes Gewicht wieder hinunterrollte. „Sie (die Götter – B. L.) meinten nicht ganz ohne Grund, es gäbe keine grausamere Strafe, als unnütze und aussichtslose Arbeit" (Camus 2017, S. 141). Die Götter haben also über Sisyphos das schlimmste Schicksal verhängt, nämlich, sich abzumühen, ohne etwas zu vollenden.

Camus schildert, wie er Sisyphos beim Stein-Hinaufwälzen sieht, sein verzerrtes Gesicht, seinen Fuß, der den schweren Stein stemmt, seine schmutzigen Hände. Erst jetzt realisiert Sisyphos, wie der Stein, einmal oben angekommen, „innerhalb weniger Augenblicke in jene niedere Welt hinabrollt, aus der er ihn wieder hoch auf den Gipfel wälzen muss." (a. a. O., S. 142 f.). Und das genau ist der Punkt, den Camus interessiert – auf dem Rückweg, während der Pause. Camus sieht, wie Sisyphos zu der Qual hinuntergeht, deren Ende er nicht kennt:

> Diese Stunde, die gleichsam ein Aufatmen ist und ebenso zuverlässig wiederkehrt wie sein (Sisyphos' – B. L.) Unheil, ist die Stunde des Bewusstseins. In diesen Augenblicken, in denen er den Gipfel verlässt und allmählich in die Schlupfwinkel der Götter entschwindet, ist er seinem Schicksal überlegen. Er ist stärker als der Fels (Camus 2017, S. 143).

Nun kennt also Sisyphos das ganze Ausmaß der Tragik seines Daseins – doch Sisyphos kehrt das Ganze um: „Die Klarsichtigkeit, die Ursache seiner Qual sein sollte, vollendet zugleich seinen Sieg. Es gibt kein Schicksal, das durch Verachtung nicht überwunden werden kann." (Camus 2017, S. 143). Die erdrückenden Wahrheiten würden an Gewicht verlieren, sobald sie erkannt sind. Aus psychoonkologischer Sicht finde ich diesen Aspekt interessant. Dies werden wir noch genauer ansehen.

Der Trumpf des Sisyphos, könnte man sagen, besteht darin, dass er sein Schicksal zu seinem eigenen macht. „Sein Schicksal gehört ihm. Sein Fels ist seine Sache", wie Camus dies ausdrückt. Und so wird Sisyphos zum „Herr seiner Tage" (a. a. O., S. 145). Auch wenn seine Handlungen noch so monoton und unzusammenhängend sind, Sisyphos betrachtet sie als von sich selbst geschaffen. Damit wird Sisyphos zum Meister seines Schicksals, er führt quasi Regie über sein Leben. Sisyphos selbst ist es, der seinem Leben Sinn und Zweck verleiht.

Dieses Universum, das nun keinen Herrn mehr kennt, kommt ihm (Sisyphos – B. L.) weder unfruchtbar noch wertlos vor. Jeder Gran dieses Steins, jedes mineralische Aufblitzen in diesem in Nacht gehüllten Berg ist eine Welt für sich. Der Kampf gegen Gipfel vermag ein Menschherz auszufüllen (Camus 2017, S. 145).

Wir müssen uns Sisyphos als einen glücklichen Menschen vorstellen (ebd.).

So endet Camus' berühmte Schrift.

Was heißt das nun für die psychoonkologische Praxis?
In einer Gegenüberstellung werden die wichtigsten Erkenntnisse aus den Konzepten von Sartre und Camus aufgenommen und auf ihre psychoonkologische Bedeutung befragt, s. Tab. 4.1.

Tab. 4.1 Aspekte der Konzepte von Sartre und Camus und deren Bedeutung für die psychoonkologische Praxis

Konzept-Aspekte	Bedeutung für die psychoonkologische Praxis
Der Mensch definiert sich durch sein Verhalten (Sartre)	Menschsein wird auch durch eine onkologische Erkrankung nicht zerstört. Immer noch bestehen Möglichkeiten, sich in jedem Moment anders zu verhalten und sich dadurch immer wieder zu definieren
Der Mensch ist zur Freiheit verurteilt (Sartre)	Oft ein hoher Anspruch, diese Freiheit zu leben, vor allem wenn es darum geht, Entscheidungen betr. möglicher Therapien zu treffen, oder wenn der Entscheidungsspielraum angesichts der Erkrankung ohnehin eingeschränkt ist
Der Mensch handelt in voller Verantwortung (Sartre)	Auch in ihrer Krankheit spüren Patientinnen und Patienten ihre Verantwortung, besonders gegenüber ihren Angehörigen
Der Mensch ist es, der „Sinn" kreiert (Sartre)	Je nach Krankheitsstadium eine hohe und schwierige Anforderung, selbst Sinn zu kreieren; gelingt mir dies – angesichts einer ausweglosen Situation – nicht, bin ich gescheitert, was zu Schuldgefühlen führen kann
Das Absurde als Bindeglied zwischen Mensch und Welt (Camus)	Das Hoffen auf ein Wunder angesichts einer schweren Erkrankung und auf der anderen Seite das Schweigen des Lebens, keine Lösung, die angeboten wird – ein in der Psychoonkologie häufig auftretendes Phänomen
Klarsichtigkeit und Bewusstheit als Überwindungsmöglichkeiten des Schicksals (Camus)	Bis zu einem gewissen Punkt sicher möglich; aber auch mit noch so viel Klarsichtigkeit und Bewusstheit kann ein schweres Schicksal nicht überwunden werden
Der Mensch ist Herr über sein Schicksal (Camus)	Diesen Aspekt sehe ich bei einer onkologischen Erkrankung als sehr schwierig einzulösen: Sind es doch oft die Therapien, die über Leben oder Tod entscheiden, ob sie anschlagen oder nicht; die Patientin, der Patient kann jedoch möglichst gut für sich sorgen, das liegt in ihren/seinen Händen – mehr oft nicht

4.2   Sinn im logotherapeutischen Verständnis: Viktor Frankl (1905–1997)

„Doctor Frankl, your book has changed my life." Solche oder ähnliche Kommentare liest man als Reaktionen auf Frankls Publikationen und zahlreichen Vorträge.

Viktor Frankls Publikationen haben eine unglaubliche Resonanz erlebt; sie wurden in ungefähr 50 Sprachen übersetzt. *Der Mensch vor der Frage nach dem Sinn* (2004) wurde sogar von der Library of Congress in Washington als eines der zehn einflussreichsten Bücher Amerikas tituliert.

Frankl war mit Sigmund Freud und Alfred Adler befreundet und gründete mit seiner Logotherapie die dritte anerkannte Schule des damaligen Wiens. Frankl arbeitete eine Zeitlang im Psychiatrischen Krankhaus in Wien in leitender Position. Aufgrund seiner jüdischen Herkunft wurde Frankl 1938 untersagt, arische Patientinnen und Patienten zu behandeln. Als Juden wurden er, seine erste Frau und seine Eltern 1942 nach Theresienstadt deportiert. Frankls Eltern, sein Bruder und seine Frau wurden alle in den Konzentrationslagern ermordet. Frankl wurde in weitere Lager deportiert. Im April 1945 wurde er in Türkheim von der US-Armee befreit.

Frankl war danach Professor für Neurologie und Psychiatrie an der Universität Wien und hatte ebenso zahlreiche Professuren in den USA inne.

Das Leben ist es, das uns Fragen stellt

Gemäß seiner Autobiografie (Frankl 2017, S. 65) soll Frankl bereits im Alter von 15 oder 16 Jahren einen Vortrag über den Sinn des Lebens gehalten haben. Das erstaunt! Ebenfalls zu dieser Zeit habe Frankl zwei seiner Grundgedanken, die ihn sein ganzes Leben hindurch begleitet haben, entwickelt, nämlich:

1. „Dass wir nach dem Sinn des Lebens eigentlich nicht fragen dürften, da wir selbst es sind, die da befragt werden: Wir sind es, die zu antworten haben auf die Fragen, die uns das Leben stellt" (Frankl 2017, S. 65).
2. „… dass der letzte Sinn über unser Fassungsvermögen hinausgeht, hinausgehen muss, mit einem Wort, dass es sich um einen Übersinn handelt (…), aber *nicht etwa im Sinne von etwas Übersinnlichem.* An ihn können wir nur glauben." (ebd.; Kursivsetzung im Orig.)

Der Wille zum Sinn

Frankl geht von einem angeborenen Willen zum Sinn aus (*Der Wille zum Sinn* 2015). Der Sinn ist für Frankl vorgegeben.

Für ihn ist der „Wille zum Sinn" der „survival value" (Frankl 2015, S. 27). Diese Konzeption kann als „Lektion" aus den Erfahrungen Frankls in den Konzentrationslagern Auschwitz und Dachau verstanden werden, dass diejenigen, die noch am ehesten fähig waren, solche absoluten Grenzsituationen auszuhalten, diejenigen waren, „die ausgerichtet waren auf die Zukunft, auf eine Aufgabe, die auf sie wartete, auf einen Sinn, den sie erfüllen wollten" (ebd.). Nur aufgrund seines Willens zum Sinn ist der Mensch darauf aus, Sinn zu finden und zu erfüllen. In seiner Autobiografie wird verständlich, was Frankl damit meint: Anlass war eine verlorene Manuskriptfassung seines Buches *Ärztliche Seelsorge* (2007), das er kurz vor seiner Deportation nach Auschwitz niederzuschreiben begann. Frankl schreibt: „Was mich persönlich anlangt, bin ich überzeugt, dass zu meinem eigenen Überleben nicht zuletzt meine Entschlossenheit beigetragen haben mag, das verlorene Manuskript zu rekonstruieren." (Frankl 2017, S. 120)

> Die eigentlich menschlichen Urvermögen der Selbst-Transzendenz und der Selbst-Distanzierung, wie ich sie in den letzten Jahren so sehr betone, wurden im Konzentrationslager existentiell verifiziert und validiert. Diese Empirie im weitesten Wortsinn bestätigte den ‚survival value' … (ebd.).

Gibt es einen Zusammenhang von Person und Leben Frankls mit der Frage nach dem Sinn?

Bei einer so intensiven Auseinandersetzung mit der Frage nach dem Sinn bei Frankl – und dies schon in jungen Jahren – stellt sich doch die Frage nach der Motivation dafür. Einen interessanten Hinweis hierfür findet sich bei Längle (2013b, S. 191 ff.), nämlich den möglichen Zusammenhang von Person und Leben Frankls mit seinem Konzept der Logotherapie.

Frankl äußert sich in einem Interview dazu wie folgt:

> Ich bin mir dessen bewusst, dass ich als junger Mensch in den Reifejahren sehr mit dem Gefühl zu ringen hatte, dass letztes Endes vielleicht doch alles gänzlich sinnlos sei. Und dieses Ringen hat dann schließlich zu einem Sich-Durchringen geführt. Und ich habe gegen den eigenen Nihilismus ein Gegengift entwickelt (Längle 2013b, S. 192).

Bitterste Erfahrungen in Konzentrationslagern, sein eigenes Ringen nach dem Sinn in jungen Jahren – dies also der Motor für Frankls großes Verdienst mit seinem Werk.

Existentielles Vakuum

Das Leiden an einem „abgründigen Sinnlosigkeitsgefühl" bezeichnet Frankl als „existentielles Vakuum" (Frankl 2015, S. 9).

> Wenn ich gefragt werde, wie ich mir die Heraufkunft dieses existentiellen Vakuums erkläre, dann pflege ich die folgende Kurzformel anzubieten: Im Gegensatz zum Tier sagen dem Menschen keine Instinkte, was er muss, und im Gegensatz zum Menschen von gestern sagen dem Menschen von heute keine Traditionen mehr, was er soll. Nun, weder wissend, was er muss, noch wissend, was er soll, scheint er oftmals nicht mehr recht zu wissen, was er im Grunde will. (…) (Frankl 2015, S. 11).

Menschen, die an einem solchen existentiellen Vakuum leiden, nennt Frankl auch „existentiell frustriert". Diese Menschen würden nichts kennen, diesen „Horror vacui" aufzufüllen. Frankl diagnostiziert als Krankheit des 20. Jahrhunderts allgemein das Sinnlosigkeitsgefühl. Seine Logotherapie habe er sozusagen als therapeutisches Gegenmittel entworfen (vgl. Frankl 2017, S. 79).

Keine Situation ohne Sinn-Möglichkeit

Frankl ist als Psychiater und noch mehr als Psychotherapeut überzeugt, Möglichkeiten zu finden, der jeweiligen Situation einen Sinn abzuringen und „so denn auch noch *ein scheinbar sinnloses Leiden in eine echte menschliche Leistung zu verwandeln*." (Frankl 2017, S. 60; Kursivsetzung im Orig.) Frankl ist ebenso überzeugt, dass es letztlich keine Situation gebe, die nicht irgendeine Sinnmöglichkeit in sich halte. Diese tiefe Überzeugung, dass das Leben einen Sinn hat, kann mit der Aussage gegenüber einem Freund nach seiner Rückkehr aus den KZs nach Wien, nachdem ein Großteil seiner Familie und seine erste Ehefrau in den KZs umgekommen waren, nochmals dargestellt werden: „… ich muss gestehen, wenn so viel über einen hereinbricht, wenn man so sehr auf die Probe gestellt wird, das muss einen Sinn haben. Ich habe das Gefühl, ich kann es nicht anders sagen, als ob etwas auf mich warten würde, als ob etwas von mir verlangt würde, als ob ich für etwas bestimmt wäre." (a. a. O., S. 145).

Drei Straßen zum Sinn

Frankl sieht drei Möglichkeiten, dem Leben einen Sinn abzugewinnen:

- Eine Tat, die wir setzen, ein Werk, das wir schaffen
- Ein Erlebnis, eine Begegnung und die Liebe
- Die Einstellung und Haltung zu einem Ereignis

Sinn kann daher auf „drei Hauptstraßen" gefunden werden: Nämlich, indem der Mensch etwas tut oder erschafft – dies sind die schöpferischen Werte; zweitens, indem der Mensch etwas erlebt, jemanden liebt – dies sind die Erlebniswerte; und drittens, und das ist das Wichtige für Frankl: Es komme auf „die Haltung und Einstellung" an, mit der der Mensch „einem unvermeidlichen und unabänderlichen Schicksal begegnet" (Frankl 2015, S. 33) – dies sind die so genannten Einstellungswerte. „Erst die Haltung und Einstellung gestattet ihm (dem Menschen – B. L.), Zeugnis abzulegen von etwas, wessen der Mensch allein fähig ist: das Leiden auf der menschlichen Ebene in eine Leistung umzusetzen und umzugestalten. Die Einstellungswerte sind dabei den schöpferischen und den Erlebniswerten übergeordnet" (a. a. O., S. 87).

Frankl erklärt dies so, dass er den Homo sapiens (unter den wir uns Menschen in der heutigen Zeit allgemein subsumieren) aufgliedert in den Homo faber (der Macher, der Schaffer; schöpferische Werte), den Homo amans (der Erlebende, Begegnende und Liebende; Erlebniswerte) und den Homo patiens (den leidenden Menschen, den sein Leiden leistenden Menschen; Einstellungswerte (vgl. ebd.).

Wie verhält es sich mit dem Sinn angesichts einer schweren Erkrankung?
Es ist viel, was Frankl meiner Ansicht nach vom Menschen fordert:

> Es gibt keine Lebenssituation, die wirklich sinnlos wäre. Dies ist darauf zurückzuführen, dass die scheinbar negativen Seiten der menschlichen Existenz, insbesondere jene tragische Trias, zu der sich Leid, Schuld und Tod zusammenfügen, auch in etwas Positives, in eine Leistung gestaltet werden können, wenn ihnen nur mit der rechten Haltung und Einstellung begegnet wird (Frankl 2015, S. 33 f.).

An anderer Stelle spricht Frankl vom „Geheimnis der bedingungslosen Sinnträchtigkeit des Lebens" (Frankl 2004, S. 47), „dass der Mensch gerade in Grenzsituationen seines Daseins aufgerufen ist, gleichsam Zeugnis abzulegen davon, wessen er und er allein fähig ist" (ebd.). Denn erst das „Wie des Tragens notwendigen Leidens birgt möglichen Sinn" (a. a. O., S. 86).

Frankl geht sogar so weit, dass er meint, auch wenn wir mit einem unabänderlichen Schicksal konfrontiert sind – und er nennt an dieser Stelle als Beispiel ein „inoperables Karzinom" (a. a. O., S. 78), könnten wir dem Leben einen Sinn abringen, „indem wir Zeugnis ablegen von der menschlichsten unter den menschlichen Fähigkeiten: der Fähigkeit, das Leid in eine menschliche Leistung zu transfigurieren." (ebd.). Auch dieses Leiden – so führt Frankl weiter aus – sei noch immer „eine Chance, eine äußerste Möglichkeit, sich selbst zu verwirklichen." (a. a. O., S. 94).

Eine Einschätzung aus persönlicher und psychoonkologischer Sicht

Frankls Ansprüche an den Menschen scheinen mir sehr hoch, begründet auch durch meine persönlichen Erfahrungen: Auch mein Großvater ist als Überlebender aus stalinistischen Lagern in die Freiheit zurückgekommen. Nur spärlich waren seine Erzählungen aus dieser grausamen Zeit. Nicht nur ist er von seinem Glauben an Gott abgekommen und hat als Atheist weitergelebt, auch hatte er an seinen schweren Traumatisierungen bis zu seinem Tod zu leiden. Er konnte dem Ganzen keinen Sinn abgewinnen, auch wenn in der Freiheit seine Frau und seine Tochter auf ihn gewartet haben.

Aus psychoonkologischer Sicht möchte ich folgenden Aussagen von Frankl mit drei Fallvignetten nachgehen.

a) Der angeborene „survival value" – ausgerichtet sein auf die Zukunft, auf ein Ziel

Mit einem Patienten, der kurz vor seiner Rente an einem schweren Krebsleiden erkrankt ist, habe ich viele Gespräche nach dem Sinn des Lebens, des frühen Todes geführt, so lange es ihm noch relativ gut ging. Danach war es – im Angesicht des Absterbens seines Körpers – ein Warten auf das Sterben, ein Warten auf den Tod, wo niemand weiß, wie es sein wird, wie er sich mir gegenüber geäußert hat. Dies mit großer Traurigkeit und vielen Tränen. Einmal, als ich an seinem Krankenbett gesessen bin, fragte mich der Patient, was ich denn noch für Perspektiven entwickeln würde (das sei ja immer so wichtig), angesichts einer Lebenserwartung von wenigen Wochen. Ich schwieg und sagte: „Ich weiß es nicht."

Für mich bleiben angesichts dieses Gesprächs Fragen: Was, wenn die einzige Zukunft der Tod ist? Kann man dem Sinn abgewinnen? Als gläubiger Mensch sicher schon; was aber im anderen Fall?

b) Leiden in eine menschliche Leistung verwandeln

Ich durfte eine knapp 60-jährige Patientin, die an einem bösartigen Hirntumor erkrankt war, bis kurz vor ihrem Tod begleiten.

Wie sie aber, als sie kognitiv noch alles mitbekommen hat, körperlich aber immobil war, das Wissen um ihren nahen Tod, das Warten sozusagen darauf, ertragen konnte, weiß ich nicht. Wie muss es sein, mit vollem Bewusstsein, das Leben verlassen zu müssen, die Angehörigen, all die Pläne?

In solchen Situationen fällt es mir als Mensch und Psychotherapeutin schwer, dem Leiden einen Sinn abzugewinnen und es in eine Leistung zu verwandeln.

> **c) Keine Situation ohne Sinnmöglichkeit**
> Eine 60-jährige Patientin mit der Diagnose Hirntumor setzte alle Hoffnung auf die Chemotherapie, so dass der nicht operable Tumor doch etwas kleiner werde. Leider reagierte die Patientin allergisch auf die Chemotherapie. So bleibt die Hoffnung auf ein anderes Medikament, sonst wisse sie nicht, was machen.
> Die Patientin sitzt vor mir: Wir wissen beide nicht weiter. Was soll ich ihr für Sinnmöglichkeiten anbieten?

4.3 Sinn in der personalen Existenzanalyse: Alfried Längle (*1951)

„Wie kann Leben sinnvoll sein, wenn wir wissen und darunter leiden, dass es begrenzt ist?" (Längle 2007, S. 89). Damit bringt Längle die Sinnfrage auf den Punkt.

Im Gegensatz zum logotherapeutischen Ansatz, wo der Sinn per se gegeben ist, geht die Personale Existenzanalyse davon aus, dass der Sinn „nicht als vorgebeben angesehen, sondern als doppeltes Risiko, das wir in jeder Situation eingehen: gibt es ihn wirklich und wenn: finden wir ihn auch?" (Längle 2009, S. 77).

Im Längleschen Verständnis hängt die Sinnsuche eng mit den von ihm begründeten Grundmotivationen zusammen (siehe Abschn. 2.2):

Es geht in der ersten Grundmotivation um die Frage des *Warums* der gegebenen Realität: Warum ist das? Warum diese Krankheit? Gibt es dafür einen Plan?

Die zweite Grundmotivation beinhaltet die Frage des *Wozu:* Wozu ist das gut, was ist? Hat es einen Wert? Welchen Wert hat überhaupt mein Leiden?

Die dritte Grundmotivation beinhaltet die Frage nach dem *Weshalb?* Weshalb soll ich mich überhaupt damit beschäftigen? Warum gerade ich?

Und die vierte Grundmotivation stellt die Frage generell, worauf das *Ganze* denn hinauslaufen soll.

Das Suchen nach dem Sinn
Das existenzanalytische Sinnverständnis beruht nach Längle „auf dem Sich-verstehen-Können in Zusammenhängen und das Beteiligtsein in der

Kontextbildung in der Zeit – dem Entwickeln und Werden." (Längle 2009, S. 82). Dieses Verständnis findet sich bereits bei Heraklit in seinem Ausspruch des ‚panta rhei'. Somit ist Längles Verständnis von Sinn ein dynamisches.

Die große und die kleine Sinnfrage
Längle bringt eine interessante Unterscheidung ein, indem er die „große" von der „kleinen" Sinnfrage unterscheidet (2008, S. 2 ff.):

Bei der großen Sinnfrage – der ontologischen Sinnfrage – geht es um den Sinn unseres Daseins, des Lebens, der Welt, also um die großen Fragen überhaupt, also auch um Fragen nach dem Sinn von Leiden, Krankheit etc. Diese Antwort wird für immer ausbleiben – es sei denn, man sehe sich in einem religiösen Kontext und finde die Antwort daraus. Diese große Sinnfrage ist also zu glauben, aber nicht zu beweisen.

Die kleine Sinnfrage ist jedoch ganz auf uns, unser jetziges, konkretes Leben bezogen. „Hat es einen Sinn, dass ich heute …?" Das ist der existenzielle Sinn. Hier geht es um die Orientierung unserer Entscheidungen, darum, ob ich in meinem Leben einen Wert sehe, dem es zu folgen gibt. Längle nennt dies eine „innere Zustimmung" (a. a. O., S. 5), ein Ja zu meinem Handeln, meinem Fühlen und Denken.

4.4 Der Beitrag einer existenziell orientierten Psychoonkologie: Wie kann Sinn angesichts einer schweren Erkrankung hergestellt werden?

Interessant erscheinen mir daher Längles Thesen über die Ursachen von möglichem Sinnverlust (vgl. Längle 2009, S. 80 f.), denn diesem begegnet man in der psychoonkologischen Praxis ständig:

Längle nennt für die erste Grundmotivation das Erleben von Ohnmacht und Machtlosigkeit als ausschlaggebend, dass das Erleben von Sinnhaftigkeit blockiert werden kann. Denn Sinnerleben setzt persönliches und aktives Engagement voraus, ein sich Einbringen und Handeln, das als wirksam beurteilt wird (vgl. auch die Essenz der Salutogenese).

Wertverlust und Beziehungsverlust sieht Längle begründet aus der zweiten Grundmotivation, was ja in der psychoonkologischen Beratung sehr relevant ist; je mehr eine Gesellschaft individualisiert ist, desto weniger kommen tiefe menschliche Beziehungen zum Tragen.

Mit der dritten Grundmotivation können Störungen der Selbstwertbildung gesehen werden, was zur Selbstentfremdung und damit zu Leere und Fremdheit führen kann.

Die vierte Grundmotivation erklärt Sinnverlust mit einem fehlenden Eingebunden-Sein in einen größeren Kontext, mit abhandengekommen Werten in der Zukunft.

Hiermit hat es die psychoonkologische Praxis zu tun:

Sinn kann möglicherweise nur in „Sinnportionen" kreiert und gefunden werden:

- indem die Patientinnen und Patienten ein möglichst Halt und Schutz gebendes Umfeld vorfinden, ja tragende menschliche Beziehungen erleben dürfen;
- indem die Patientinnen und Patienten sich zumindest ein wenig in ihren Alltagsaufgaben als selbstwirksam erfahren dürfen;
- indem die Patientinnen und Patienten Zugang zu ihrem inneren unzerstörbaren Wert finden und sich dadurch getragen fühlen – trotz äußerlicher Versehrtheit.

Und wenn jedes „Instrument" versagt?

- Dann sitzt man schweigend am Bett, hält vielleicht die Hand der Patientin oder des Patienten oder auch nicht. Denn oft ist „der zwischenmenschliche Trost" die „letzte verfügbare Option" (Noyon und Heidenreich 2017, S. 126).
- Dann ist es oft nur ein kleines Beziehungsangebot, das man als Therapeutin oder Therapeut anbieten kann, fern von allen lösungsorientierten Ansätzen.
- Dann gilt es, das eigene Schweigen, die eigene Hilflosigkeit auszuhalten.
- Dann ist es hilfreich, als Therapeutin oder Therapeut selbst genügend Reflexionsarbeit betreffend der eigenen Sterblichkeit gemacht zu haben, dass man auch dies mit den Patientinnen und Patienten mit-aushalten kann.

Denn: Die existenzielle Psychotherapie anerkennt den wahren Charakter des Todes als „ein unausweichliches Existenzial an und spezialisiert sich darauf, dieser Realität ohne Abwehr und Illusion ins Auge zu blicken" (Noyon und Heidenreich 2017, S. 126).

Was Sie aus diesem *essential* mitnehmen können

- Neben theoretischen Ausführungen und Modellen zu den Phänomenen Angst, Verlust und Trauer sowie der Frage nach dem Sinn Erfahrungen aus der psychoonkologischen und psychotherapeutischen Praxis;
- eine existenziell orientierte Haltung – keine Methodik! –, wie mit solchen zutiefst menschlichen Themen umgegangen werden kann;
- eine therapeutische Haltung, welche die Themen Angst, Verlust und Trauer sowie die Frage nach dem Sinn als integrierte Bestandteile der condition humaine auffasst.

B. Leu, *Angst, Verlust, Trauer und die Frage nach dem Sinn,* essentials, https://doi.org/10.1007/978-3-658-23859-9

Literatur

Barnes, J. (2016). *Lebensstufen*. Btb.

Baumann, E. (2012[2]). *Einen Sommer noch. Mein Leben mit der Diagnose Hirntumor.* Köln: Bastei Lübbe.

Bode, S., & Roth, D. (2018). *Das letzte Hemd hat viele Farben. Für einen lebendigen Umgang mit dem Sterben.* Köln: Lübbe. (Ehemals erschienen als: Bode, S., & Roth, F. (1998). *Der Trauer eine Heimat geben. Für einen lebendigen Umgang mit dem Tod.* Köln: Lübbe.)

Boothe, B. (2010). *Das Narrativ. Biografisches Erzählen in psychotherapeutischen Prozess.* Stuttgart: Schattauer.

Camus, A. (2017[22]). *Der Mythos des Sisyphos. Deutsch und mit einem Nachwort von Vincent von Wroblewsky.* Reinbek bei Hamburg: Rowohlt.

Frankl, V. E. (2004[17]). *Der Mensch vor der Frage nach dem Sinn. Eine Auswahl aus dem Gesamtwerk.* München: Piper.

Frankl, V. E. (2007[6]). *Ärztliche Seelsorge. Grundlagen der Logotherapie und Existenzanalyse. Mit den ‚Zehn Thesen über die Person‘.* München: Dtv.

Frankl, V. E. (2015). *Das Leiden am sinnlosen Leben. Psychotherapie für heute.* Freiburg im Breisgau: Kreuz (Erstveröffentlichung 1977).

Frankl, V. E. (2017). *Dem Leben Antwort geben. Autobiografie.* Weinheim: Beltz.

Glaser, B. G., & Strauss, A. L. (1965). *Awareness of dying.* London: Aldine.

Gudat, H. (2018). *Referat im Rahmen der Interprofessionellen Weiterbildung in Psychoonkologie.* Bern.

Gudat, H., Rehmann-Sutter, C., Ohnsorge, K., & Streeck, N. (2008–2016). *Sterbewünsche bei Menschen in schwerer Krankheit.* Nationales Forschungsprogramm NFP 67.

Jehle, F.-J. (Hrsg.). (2007). *Wenn der Atem leiser wird. Leitfaden für den Umgang mit Menschen in Grenzsituationen. Eigenverlag der Hospizbewegung Liechtenstein.* Vaduz: Verlag Atelier Silvia Ruppen.

Kachler, R. (2007). *Damit aus meiner Trauer Liebe wird.* Freiburg im Breisgau: Kreuz.

Kachler, R. (2011). *Was bei Trauer gut tut. Hilfe für schwere Stunden.* Freiburg im Breisgau: Kreuz.

Kachler, R. (2012[2]). *Hypnosystemische Trauerbegleitung. Ein Leitfaden für die Praxis.* Heidelberg: Carl-Auer.

Kachler, R. (2015). *Meine Liebe findet dich.* Freiburg im Breisgau: Kreuz.

© Springer Fachmedien Wiesbaden GmbH, ein Teil von Springer Nature 2019   43
B. Leu, *Angst, Verlust, Trauer und die Frage nach dem Sinn*, essentials,
https://doi.org/10.1007/978-3-658-23859-9

Kachler, R. (2016). *Für immer in meiner Liebe – Das Erinnerungsbuch für Trauernde.* Ostfildern: Patmos.

Kachler, R. (2017). *Meine Trauer wird dich finden. Ein neuer Ansatz in der Trauerarbeit.* Freiburg im Breisgau: Kreuz.

Kast, V. (2008, erstmals 1982). *Trauern. Phasen und Chancen des psychischen Prozesses.* Stuttgart: Kreuz.

Klass, D. et al. (1996). *Continuing bonds: New understanding of grief.* Bristol: Taylor & Francis. Hier aus: Paul, C., (Hrsg.). (2001). *Neue Wege in der Trauer- und Sterbebegleitung. Hintergründe und Erfahrungsberichte für die Praxis.* Vollständig überarbeitete und ergänzte Neuauflage. Gütersloh: Gütersloher Verlagshaus. S. 60–67.

Knapp, N. (2016). *Der unendliche Augenblick. Warum Zeiten der Unsicherheit so wertvoll sind.* Reinbek bei Hamburg: Rowohlt.

Kübler-Ross, E. (1969). *Five stages of grief.* In C. Paul (Hrsg.), *On death and dying.* Hier aus: Paul, C. Hrsg. (2001). *Neue Wege in der Trauer- und Sterbebegleitung. Hintergründe und Erfahrungsberichte für die Praxis.* Vollständig überarbeitete und ergänzte Neuauflage. Gütersloh: Gütersloher Verlagshaus. S. 18–24.

Kübler-Ross, E. (2014). *Interviews mit Sterbenden.* Freiburg im Breisgau: Kreuz.

Längle, A. (2007). Vergänglichkeit, Sinn und die Angst vor dem Serben. In Jehle, F.-J. (Hrsg.), *Wenn der Atem leiser wird. Leitfaden für den Umgang mit Menschen in Grenzsituationen.* Eigenverlag der Hospizbewegung Liechtenstein (S. 89–111). Vaduz: Verlag Atelier Silvia Ruppen.

Längle, A. (2008/2010). Zum Glück braucht der Mensch Sinn. Oder: Können wir uns selbst glücklich machen? In: *ORF Studioheft 52, 2010*, 16–27. Als Download verfügbar aufgrund eines Öffentlichen Vortrags in Götzis/Ambach am 26.09.2008 (Zitate aus diesem Papier).

Längle, A. (2009). Sinn – Bedürfnis, Notwendigkeit oder Auftrag? Eine existenzanalytische Fundierung der Logotherapie. *Existenzanalyse, 26*(1), 76–90.

Längle, A. (2011a). *Sinnspuren – Dem Leben antworten.* St. Pölten: Residenz Verlag.

Längle, A. (2011b). Angst als Symptom einer inneren Entfremdung. Selbstfindung anhand der Personalen Positionsfindung (PP). *Existenzanalyse 28*(1), 33–36.

Längle, A. (2013a). *Lehrbuch der Existenzanalyse. Grundlagen.* Wien: Facultas.

Längle, A. (2013b). *Viktor Frankl – Eine Begegnung.* Wien: Facultas.

Längle, A., & Bürgi, D. (2016). *Wenn das Leben pflügt. Krise und Leid als existentielle Herausforderung.* Göttingen: Vandenhoeck & Ruprecht.

Lewis, C. S. (2009). *Über die Trauer. Ein Begleiter für schwere Stunden.* Frankfurt a. M.: Insel.

Lukas, E. (2015[8]). *In der Trauer lebt die Liebe weiter.* München: Kösel.

Neimeyer, R. A. (2001). *Eine Umarmung des Himmels – sich neu erfinden nach einem Verlust.* Aus dem Englischen übersetzt von K. Jurgenowski & C. Paul. In: Paul, C. (Hrsg.). *Neue Wege in der Trauer- und Sterbebegleitung. Hintergründe und Erfahrungsberichte für die Praxis.* Vollständig überarbeitete und ergänzte Neuauflage (S. 111–122). Gütersloh: Gütersloher Verlagshaus.

Neimeyer, R. A. (Hrsg.). (2016). *Techniques of grief therapy. assessment and intervention.* New York: Routledge.

Neimeyer, R. A., Gillies, J. M., & Milman, E. (2016). Grief and meaning reconstruction inventory (GMRI). In Neimeyer, R. A. (Hrsg.). *Techniques of grief therapy. Assessment and intervention* (59–64). New York: Routledge.

Noyon, A., & Heidenreich, T. (2012). *Existenzielle Perspektiven in Psychotherapie und Beratung.* Weinheim: Beltz.

Noyon, A., & Heidenreich, T. (2017). Existenzielle Ansätze. Ein Plädoyer für Realitätsorientierung und Menschlichsein. In D. Berthold, J. Gramm, M. Gaspar, & U. Sibelius (Hrsg.), *Psychotherapeutische Perspektiven am Lebensende (S. 121–135).* Göttingen: Vandenhoeck & Ruprecht.

Paul, C. (Hrsg.). (2001). *Neue Wege in der Trauer- und Sterbebegleitung. Hintergründe und Erfahrungsberichte für die Praxis. Vollständig überarbeitete und ergänzte Neuauflage.* Gütersloh: Gütersloher Verlagshaus.

Paul, C. (2017). *Ich lebe mit meiner Trauer.* Gütersloh: Gütersloher Verlagshaus.

Petzold H. G., & Orth, I. (2005). *Poesie und Therapie. Über die Heilkraft der Sprache. Poesietherapie, Bibliotherapie, Literarische Werkstätten zur Poesie- oder Bibliotherapie.* Bielefeld: Edition Sirius.

Riemann, F. (2013[41]). *Grundformen der Angst. Eine tiefenpsychologische Studie.* München: Reinhardt.

Sartre, J.-P. (1989). *Ist der Existentialismus ein Humanismus? Materialismus und Revolution. Betrachtungen zur Judenfrage – Drei Essays.* Frankfurt a. M.: Ullstein.

Schlingensief, C. (Originalausgabe 2009. Taschenbuch-Sonderausgabe 2012). *So schön wie hier kanns im Himmel gar nicht sein! Tagebuch einer Krebserkrankung.* München: Btb.

Schmidbauer, W. (2007). *Das Buch der Ängste.* München: Blumenbar.

Siefer, W. (2015). *Der Erzählinstinkt. Warum das Gehirn in Geschichten denkt.* München: Hanser.

Sinn. (o. J.). https://www.wortbedeutung.info/Sinn/. Zugegriffen: 3. Sept. 2018.

Statista. (2018). https://de.statista.com/statistik/daten/studie/182616/umfrage/haeufigkeit-von-angststoerungen/. Zugegriffen: 3. Sept. 2018.

Stroebe, M., & Schut, H. (1998). *Culture and grief.* Hier aus: Paul, C. (Hrsg.), *Neue Wege in der Trauer- und Sterbebegleitung. Hintergründe und Erfahrungsberichte für die Praxis* (S. 39–49). Vollständig überarbeitete und ergänzte Neuauflage. Gütersloh: Gütersloher Verlagshaus.

Stülpnagel, F. v. (2009). *ohne dich – Hilfe für Tage, an denen die Trauer besonders schmerzt.* München: Kösel.

Van Deurzen, E., & Adams, M. (2011). *Skills in existential counselling & psychotherapy.* Los Angeles: Sage.

Waadt, S., Duran, G., Berg, P., & Herschbach, P. (2011). *Progredienzangst. Manual zur Behandlung von Zukunftsängsten bei chronisch Kranken.* Stuttgart: Schattauer.

White, M. (2010). *Landkarten der narrativen Therapie.* Heidelberg: Carl-Auer.

Wils, J.-P. (2018). *Referat zum Thema Trauer und Trost* im Rahmen von DialogEthik in Zürich.

Worden, W. J. (2011[4]). *Beratung und Therapie in Trauerfällen. Ein Handbuch.* Bern: Huber.

Wunderlich, D. (o. J.). Homepage. www.dieterwunderlich.de. Zugegriffen: 3. Sept. 2018.

Yalom, I. D. (1998). *Die rote Coach.* München: Btb.

Yalom, I. D. (2005[4]). *Existentielle Psychotherapie.* Köln: EHP.

Yalom, I. D. (2008a). *Und Nietzsche weinte.* München: Btb.

Yalom, I. D. (2008b). *In die Sonne schauen. Wie man die Angst vor dem Tod überwindet.* München: Btb.

Yalom, I. D. (2009). *Die Schopenhauer-Kur.* München: Btb.

Znoj, H. J. (2009). Trauer. *Psychiatrie und Psychotherapie,* 1–15. www.kpp.psy.unibe.ch.